EL SECRETO JAPONÉS DEL YOGA FACIAL

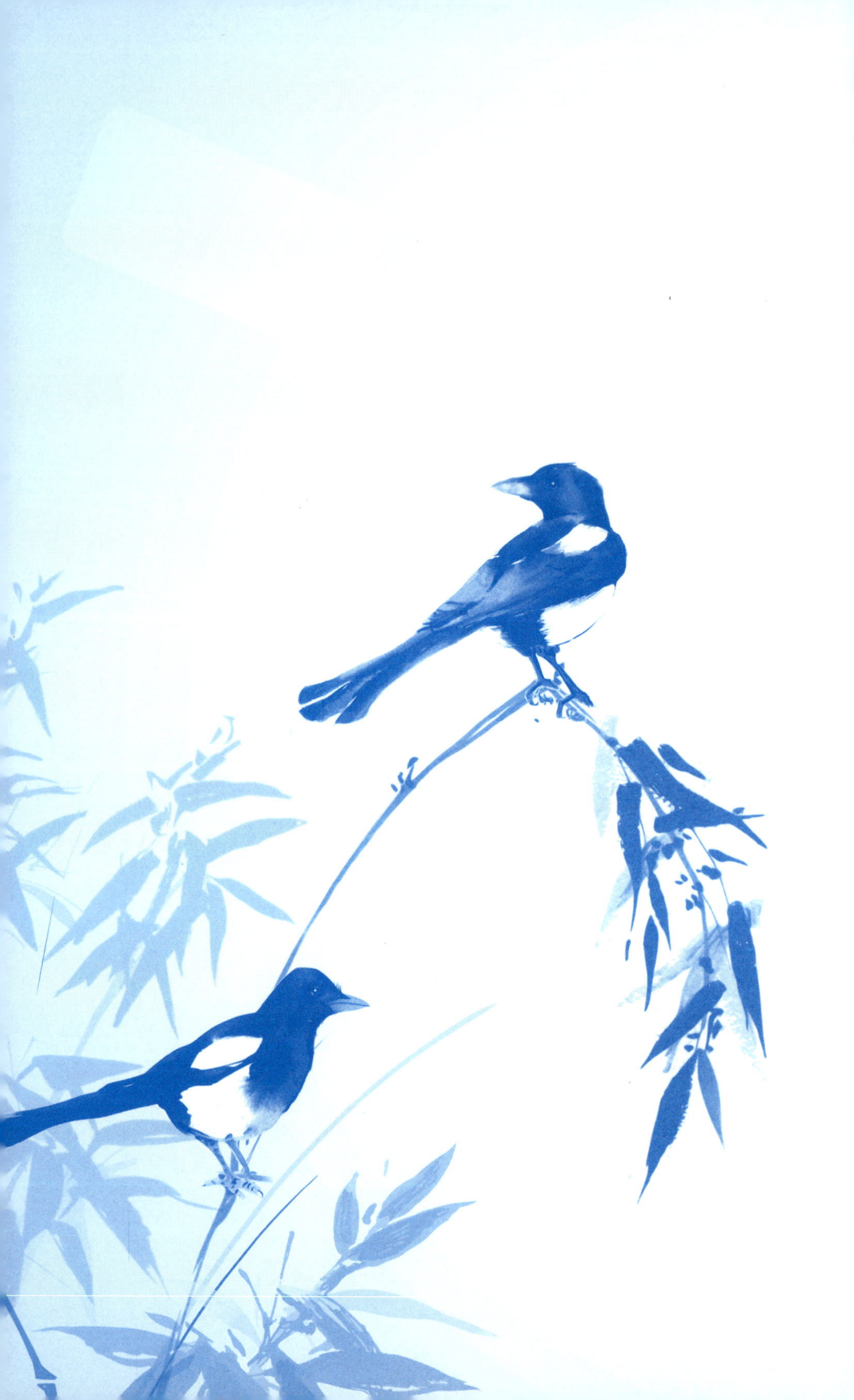

Izumi Forasté
Onuma

EL SECRETO JAPONÉS DEL YOGA FACIAL

Realza la belleza natural de tu rostro
y potencia tu bienestar

Edición conmemorativa quinto aniversario

DIANA

Primera edición: noviembre de 2021
Primera edición en esta presentación: marzo de 2025

Diana es un sello editorial de Editorial Planeta, S. A.
Diagonal, 662-664, 08034 Barcelona (España)
www.dianaeditorial.com
www.planetadelibros.com

Diseño del interior: © Twice Design
Fotografías del interior: © Mònica Prytz
Ilustraciones del interior: © IstockPhoto / Getty Images

Depósito legal: B. 3.496-2025
ISBN: 978-84-1119-225-5
Impresión y encuadernación: Gómez Aparicio Grupo Gráfico
Impreso en España - *Printed in Spain*

PEFC Certificado
Este libro procede de bosques gestionados de forma sostenible
PEFC
PEFC/14-38-00305
www.pefc.es

A cada uno de los miembros de mi familia,
y en especial a mi abuelo japonés, que amaba los libros,
y a Diego y Ayaka, mis fuentes de energía
y apoyo incondicional.

SUMARIO

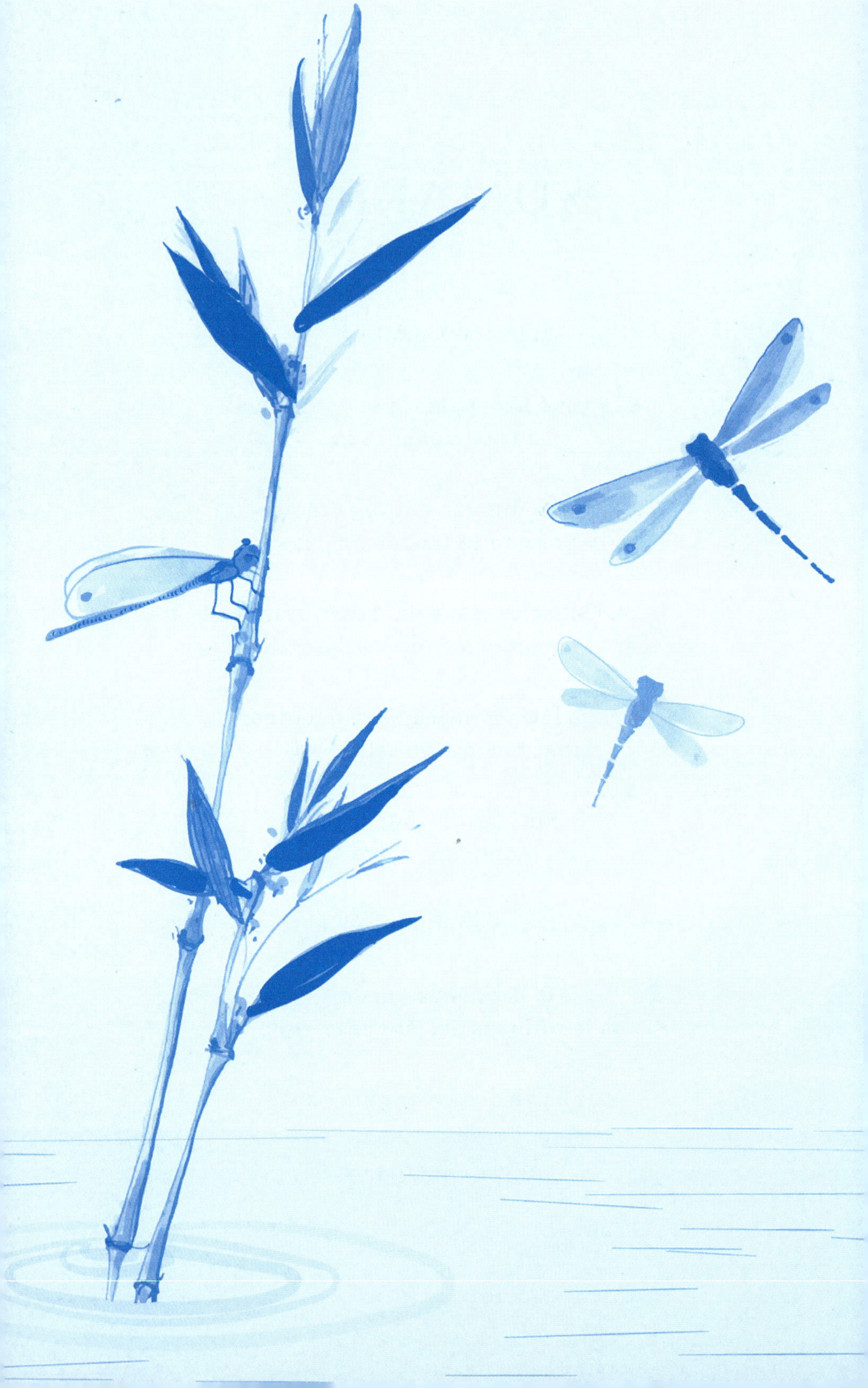

1/

INTRODUCCIÓN

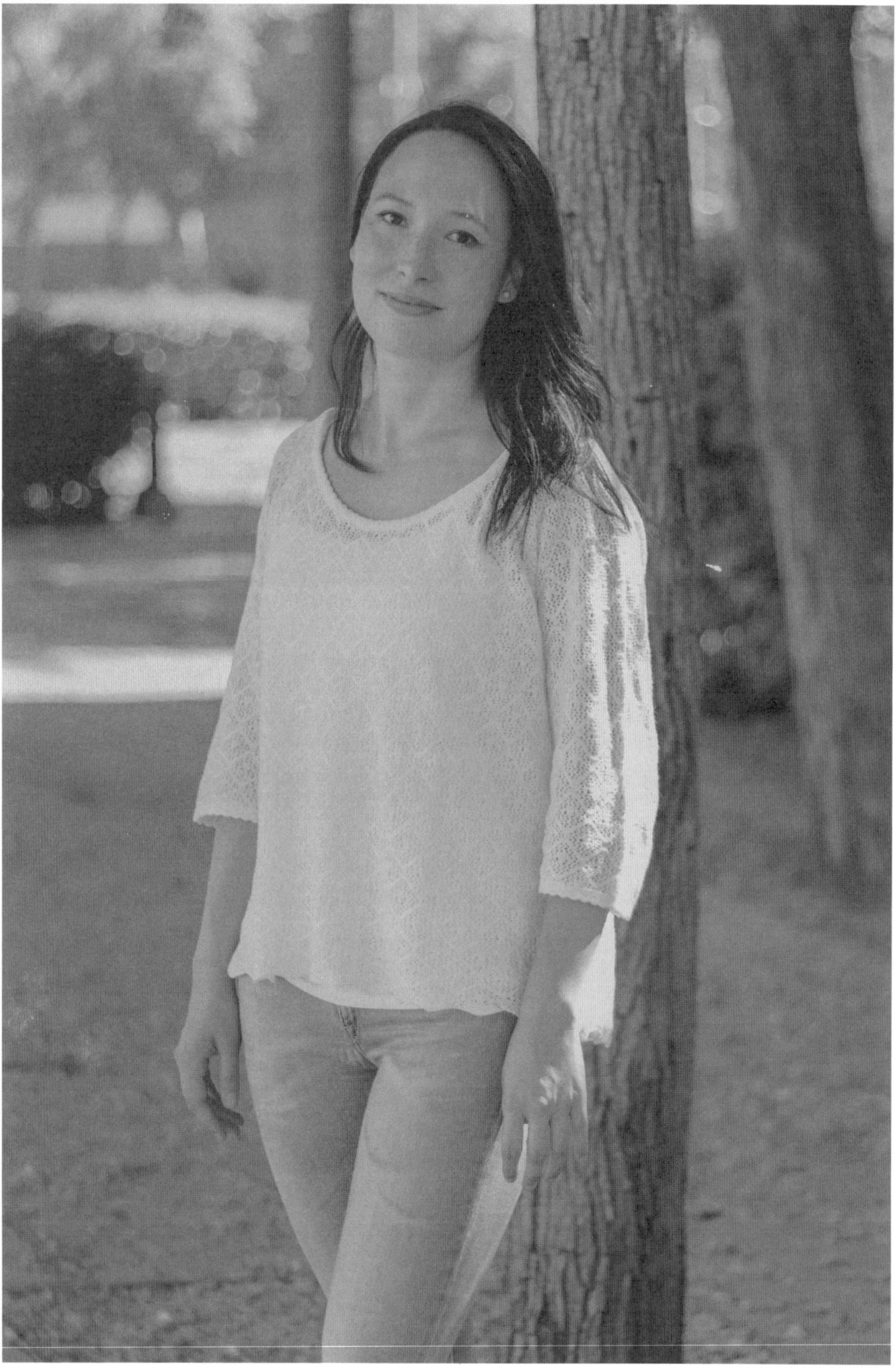

Al ser mi madre japonesa y mi padre español, he podido nutrirme de dos culturas bien distintas. Aunque me crie en Barcelona, fui a una escuela japonesa para cursar mis estudios primarios y secundarios, y también pasábamos los meses de verano en el pueblo de mis abuelos en Japón durante mi infancia. Allí me sumergía en otro mundo totalmente distinto al de España.

Durante el tiempo que pasábamos allí, mi hermana y yo nos levantábamos cada mañana a las seis y nos apresurábamos a vestirnos para poder ir con mi abuelo al parque. Recuerdo las mariposas en el estómago con las que me despertaba. Mi abuelo siempre nos decía: «¡Ah! ¿Ya estáis despiertas? Vamos a llevarles algo de comer a los *kois* [carpas japonesas] y a las palomas». Entonces metía en una bolsa algunos restos de pan y el arroz que se había endurecido tras ponerlo como ofrenda en el *Kamidana*, un altar doméstico en miniatura que teníamos para venerar a un *kami* sintoísta. Una vez listos, nos calzábamos en la entrada de casa. Mi abuelo siempre se ponía su gorro y nos llevaba de la mano hasta llegar al parque, donde jugábamos y alimentábamos a los animalillos. Mientras nosotras nos dedicábamos a buscar las cáscaras de cigarra para ver quién encontraba la más perfecta, es decir, la más grande y entera, mi abuelo daba cada día unas cuantas vueltas alrededor del parque caminando rápido, siguiendo una rutina muy disciplinada. Esa constancia era la misma que tenía mi abuela a la hora de cuidar su piel, lo cual se reflejaba sin duda en su bonita tez.

Recuerdo que tras el *ofuro*, el tradicional baño caliente japonés, mi abuela siempre se sentaba delante de su tocador para llevar a cabo su rutina de belleza. Con los rulos puestos, se iba aplicando varios productos y terminaba dándose una especie de palmaditas en la cara. Aunque en esos momentos yo no prestaba mucha atención a sus cuidados faciales, ahora estoy segura de que esas palmaditas la ayudaban a activar la circulación y a que los productos penetrasen mejor en la piel. Aunque fueran pasando los años, las rutinas de mis abuelos se mantuvieron siempre iguales.

Desde bien pequeña me percaté de lo distintos que eran los cánones de belleza entre un país y otro. En esa época, en Japón se anhelaba tener una piel blanca, luminosa y sin imperfecciones, así como el pelo bien liso y las cejas finas. Por otro lado, en España se quería tener la piel lo más bronceada posible y gustaban las pecas. Se daba volumen al cabello y las cejas se preferían pobladas y marcadas.

Aunque siempre he apreciado tanto la belleza europea como la asiática, seguramente fue en mi adolescencia cuando empecé a fijarme en la piel radiante de las japonesas. En un principio pensé que serían los productos cosméticos, ya que el mercado de la cosmética en Japón es uno de los mayores del mundo, y no podemos negar que tiene grandes marcas reconocidas a nivel global. Cada vez que viajaba a Japón para ver a mis abuelos, me encantaba (y me sigue encantando) perderme con mi hermana por las tiendas de belleza japonesas, donde la oferta de cosméticos es infinita y divertida de ver por su gran variedad de productos pioneros e innovadores (por ejemplo, tiras para no fruncir el ceño mientras dormimos, jabón facial en formato *mousse* que sale del envase en forma de rosa, crema de manos de rápida absorción específica para cuando usamos el ordenador, etc.). Sin embargo, más adelante me di cuenta de que lo que marcaba la diferencia no eran solo los cosméticos, sino más bien las rigurosas rutinas que tienen las japonesas a la hora de cuidar su piel.

A lo largo de los años he ido estudiando y adquiriendo conocimientos sobre el cuidado facial mediante libros y vídeos de dermatólogos y esteticistas japoneses. Cuanto más me he informado, más claro he visto que la principal diferencia y uno de los secretos de la «eterna juventud» de las japonesas, por así decirlo, es el cuidado diario que se dedican, que no solo pasa por utilizar los cosméticos de una forma rigurosa, sino también por incorporar cuidados extras como masajes y ejercicios de yoga facial dentro de la rutina. Esto me inspiró a crear mi canal de YouTube, donde quise compartir los secretos de belleza y el estilo de vida de la población japonesa para potenciar el bienestar tanto físico como mental. Y a través del canal, pude observar que los ejercicios de yoga facial y los masajes eran los vídeos que más llamaban la atención y que más visualizaciones tenían. Además de los miles de comenta-

Nuestra cara tiene más de treinta músculos que usamos cada día sin darnos cuenta.

Al movilizarlos de forma consciente, en especial aquellos que no utilizamos habitualmente, mejoramos la circulación sanguínea, oxigenamos la piel y conseguimos un efecto *lifting*.

Todo ello, a su vez, permite reducir el estrés que acumulamos en el día a día, el cual afecta directamente a la calidad de nuestra piel.

rios de agradecimiento que he recibido a través de ellos, no son pocas las personas que me han escrito para contarme que tras un tiempo practicando mis ejercicios o masajes, les habían preguntado si se habían hecho algún retoque en la cara.

Si bien es cierto que el estilo de vida y la alimentación también desempeñan un papel fundamental a la hora de lucir una piel radiante, tener una buena rutina e incorporar ejercicios de yoga facial y ciertos masajes marcan una gran diferencia. El cuidado de la piel no solo se limita a aplicar buenos productos, sino que también se centra en fortalecer y relajar los músculos a través de técnicas de masaje y yoga facial. De este modo, podemos decir que la belleza del rostro también se trabaja desde el interior.

He aprendido que cualquier persona, sea cual sea su edad, puede hacer que su piel se vea mejor. La clave está en informarse bien y dedicar cada día un tiempo exclusivo a cuidarse. Aunque podríamos hablar de disciplina, a mí me gusta más verlo como la voluntad de reservar un momento al día para mimarnos.

QUÉ ES EL YOGA FACIAL

Seguramente, en alguna ocasión habrás visto a personas con un cuerpo tonificado y joven, pero con un rostro que les hace aparentar más edad. Si nos fijamos un poco, encontramos con bastante frecuencia cuerpos jóvenes con rostros envejecidos.

Si hemos normalizado el hecho de practicar ejercicio para fortalecer el cuerpo, vernos bien y ganar salud, ¿por qué no hacemos lo mismo con el rostro? La idea principal del yoga facial es precisamente esa: ejercitar los músculos faciales del mismo modo que lo hacemos con el cuerpo.

En concreto, el yoga facial es la práctica de ejercicios faciales para relajar y tonificar los músculos de la cara de forma totalmente natural.

Al vernos y sentirnos mejor con la práctica de los ejercicios, reforzamos nuestra autoestima y mejoramos nuestro estado de ánimo. Tal como su nombre indica, el yoga facial aporta al rostro los mismos efectos que una práctica física de yoga le da al cuerpo.

Aunque existen centenares de personas que enseñan a practicar estos ejercicios faciales, Fumiko Takatsu es conocida como la principal divulgadora del yoga facial tanto en Japón como a nivel mundial. Sus prácticas se extendieron rápidamente por Japón a través de libros, revistas y apariciones en programas de televisión. Más tarde dio el salto a Estados Unidos, donde continuó impulsando la práctica del yoga facial y compartiendo su método alrededor del mundo.

Al ver la efectividad de los ejercicios faciales, no han sido pocos los dermatólogos y esteticistas japoneses que han investigado e ideado distintas posturas eficaces para rejuvenecer el rostro. Hoy en día es habitual que se recomiende en las consultas de estos profesionales. Precisamente, he adquirido mi conocimiento sobre la práctica del yoga facial y los masajes a través de estos profesionales y de los divulgadores japoneses del método de Fumiko Takatsu.

A raíz de los centenares de peticiones que me han llegado a lo largo de los años en mi canal de YouTube y por email, he podido saber cuáles son las áreas del rostro que más preocupan a mis suscriptores. Gracias a ellos he investigado y probado numerosos ejercicios y masajes faciales, quedándome con aquellos que a mi parecer son los más efectivos, que son aquellos en los que he notado rápidamente la activación sanguínea, el estiramiento y la relajación muscular, o bien aquellos que me han provocado agujetas en el rostro nada más practicarlos. Además, todos ellos tienen en común que son prácticas fáciles de hacer incluso en el caso de los principiantes.

QUÉ ENCONTRARÁS EN ESTE LIBRO

En estas páginas te explico todo lo que considero imprescindible saber para tener una piel sana y bella, profundizando especialmente en el yoga facial. Por ello, aprenderás a relajar los músculos del rostro y del cuello, que muchas veces tenemos en tensión sin saberlo y que nos generan dolor corporal o malestar. Compartiré contigo las distintas prácticas que he compilado de una gran variedad de profesionales japoneses, fusionando a su vez algunos ejercicios, como suelo hacer en mis vídeos de YouTube, y cuya eficacia he podido comprobar tanto de primera mano como gracias a los comentarios que recibo a diario.

Encontrarás una serie de ejercicios de yoga facial y masajes que podrás practicar fácilmente y adaptar a tus necesidades. Cada postura se explica detalladamente y con instrucciones paso a paso que podrás seguir sin esfuerzo. También verás que hay una estrecha relación entre los cuidados de belleza y el bienestar físico y mental.

Del mismo modo que las asanas (las posturas corporales de yoga) han permanecido durante siglos por su eficacia probada, puedo predecir que los ejercicios de yoga facial también perdurarán con el paso de los años. Así pues, el libro que tienes en tus manos te servirá hoy y dentro de veinte años, e incluso podrás compartirlo con otras generaciones de tu familia.

He aprendido
que cualquier
persona, sea cual
sea su edad, puede
hacer que su piel
se vea mejor.
La clave está en
informarse bien y
dedicar cada día un
tiempo exclusivo a
cuidarse.

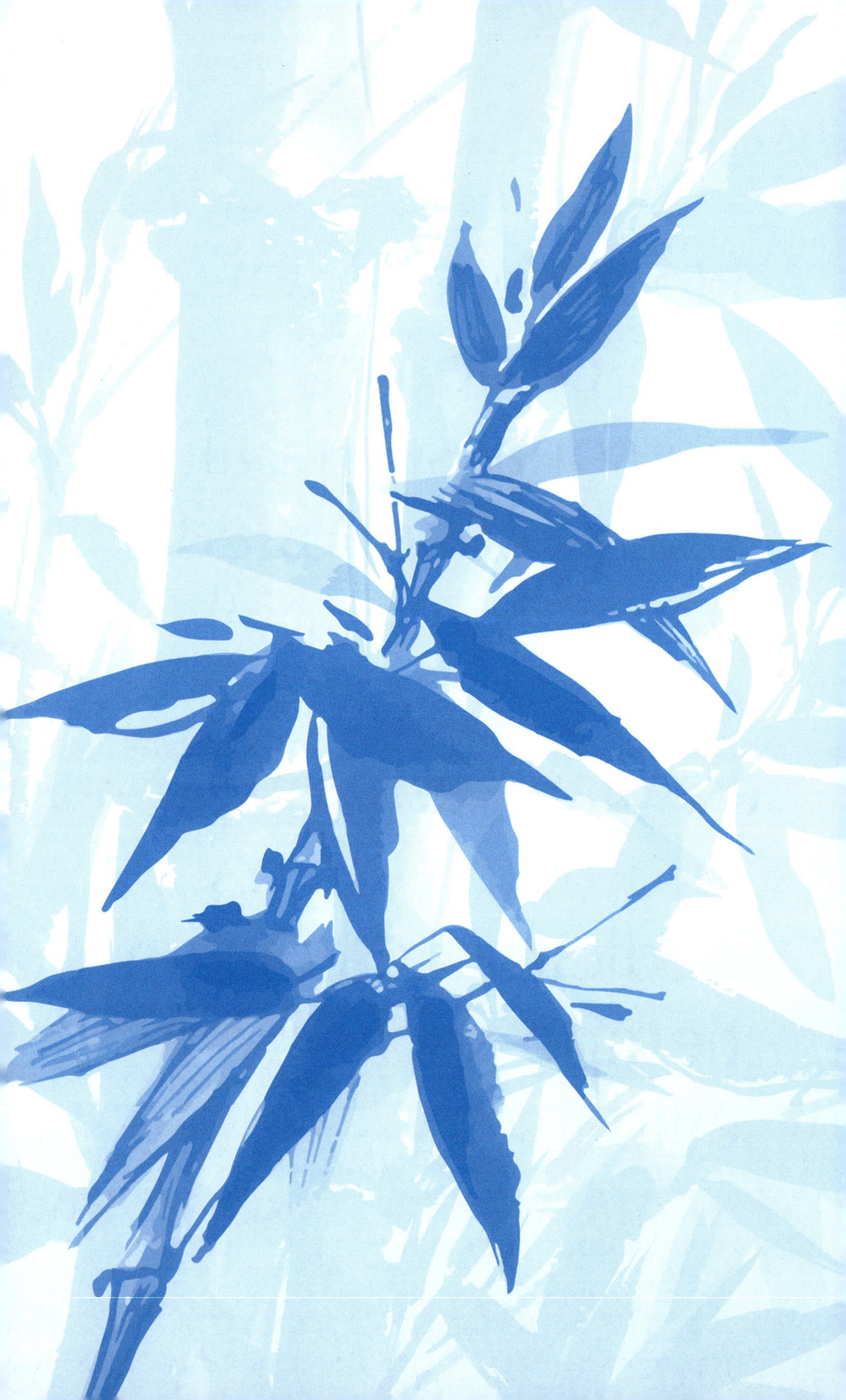

2/

¿POR QUÉ NECESITAMOS EL YOGA FACIAL MÁS QUE NUNCA?

Hoy en día, gran parte de nosotros pasamos largas horas frente al ordenador, ya sea por trabajo o por ocio, y además nos hemos acostumbrado a vivir con el móvil siempre al lado. El sedentarismo y el uso abusivo de los dispositivos electrónicos no solo perjudica nuestra salud física y mental, sino que también repercute directamente en el aspecto del cuello y del rostro.

El contorno de ojos es, sin lugar a dudas, una de las zonas que más se ve afectada por los hábitos de esta era digital. Enfocar durante mucho tiempo la vista cerca de una pantalla puede provocar fatiga visual, ojos secos e incluso dolor de cabeza. La fatiga ocular es uno de los factores que hace que los músculos de alrededor de los ojos se vuelvan rígidos, lo cual conlleva a su vez una mala circulación. Si dejamos que esta se prolongue en el tiempo, lo más probable es que se genere flacidez y se acentúen las bolsas de los ojos.

Asimismo, el cuello y la espalda sufren mucho con el uso prolongado de los móviles y las tabletas. Sin darnos cuenta, al escribir mensajes de texto, al leer o al ver vídeos en estos dispositivos, mantenemos posturas perjudiciales para nuestra salud. Si nos fijamos, la gran mayoría de las personas redondeamos la espalda y llevamos la barbilla hacia delante. Al tener el cuello inclinado, soportando el peso de la cabeza, se ejerce una gran presión sobre los hombros y las cervicales. Si lo convertimos en un hábito, puede incluso que perdamos la curvatura natural de las cervicales. Desde un punto de vista estético, se pronunciarán las arrugas del cuello.

El uso continuo de las mascarillas, sobre todo durante la pandemia de la COVID-19, también ha tenido un impacto negativo en nuestro rostro, en nuestro cuello y en nuestras cervicales. Aunque en Japón y en Asia en general se han utilizado de forma habitual desde hace décadas, algunos estudios muestran que su uso prolongado provoca que las zonas de la mandíbula y el cuello se contracturen en exceso a causa del sobreesfuerzo que se hace para respirar. Además, ejercitamos menos los músculos faciales porque articulamos menos.

El yoga facial es una poderosa herramienta que nos permite relajar la musculatura de la cara, contrarrestando los efectos dañinos que nos provoca el estilo de vida del mundo moderno. Podemos verlo como el complemento perfecto para las cremas o los sérums que utilizamos en nuestra rutina facial habitual: trabajando el rostro desde el exterior y el interior podemos lograr grandes resultados.

Los ejercicios de yoga facial mejoran el aspecto de nuestro rostro, fortaleciendo los músculos y mejorando la circulación. Además, nos ayudan a prevenir la aparición de arrugas derivadas de forzar la vista o de mantener el cuello inclinado.

Los gestos y las
expresiones faciales
que repetimos
a lo largo del
día, muchas
veces de manera
inconsciente, dejan
una huella en
nuestra piel.

TUS ARRUGAS, TUS PENSAMIENTOS

Otro factor que influye tremendamente en el aspecto de la piel es el bienestar emocional. Nos resulta fácil comprender que nuestra salud física afecta directamente al estado de la piel, pero a menudo descuidamos la parte psicológica. No hay que olvidar cómo pueden influir en el rostro nuestros sentimientos y, más importante aún, nuestros pensamientos.

Por mucho que nos apliquemos los mejores cosméticos y seamos constantes, si tenemos pensamientos negativos, estos se acabarán reflejando en nuestra cara. Si nos fijamos, las expresiones de tristeza o preocupación suelen marcar mucho más el rostro que las generadas por la alegría. También es cierto que cuando nos perturba algún tema, solemos darle vueltas a la cabeza, en muchos casos concediéndole un peso excesivo y rumiándolo de manera prolongada. Esa misma expresión de preocupación se va marcando en la cara, lo cual genera arrugas indeseadas.

Dicho de otro modo: nuestras arrugas delatan nuestra forma de pensar. Esto es algo que la medicina tradicional china ya sabía. Para esta técnica milenaria, las arrugas faciales indican nuestro estado de salud física y mental. Sabiendo esto, podemos utilizar dicha información a nuestro favor a la hora de cuidarnos.

Al observar nuestro rostro detalladamente, no solo podemos detectar las arrugas de forma rápida antes de que estas se hagan profundas, sino también identificar patrones de pensamientos dañinos que perjudican nuestro bienestar mental y emocional.

En la imagen siguiente se destacan algunas de las arrugas más comunes y su significado emocional.

Por suerte, aunque no podamos cambiar cómo se reflejan nuestras emociones, sí podemos influir en nuestros sentimientos moldeando nuestra forma de pensar. Esto se debe a que los sentimientos surgen cuando a una emoción le añadimos un pensamiento (sentimiento = emoción + pensamiento). Aunque no es algo que se pueda hacer de la noche a la mañana, podemos entrenarnos para pensar de forma positiva o, mejor dicho, de forma constructiva. Observar y analizar nuestras emociones con precisión, lógica y una mente abierta o flexible nos ayuda a crear patrones de sentimiento saludables y funcionales.

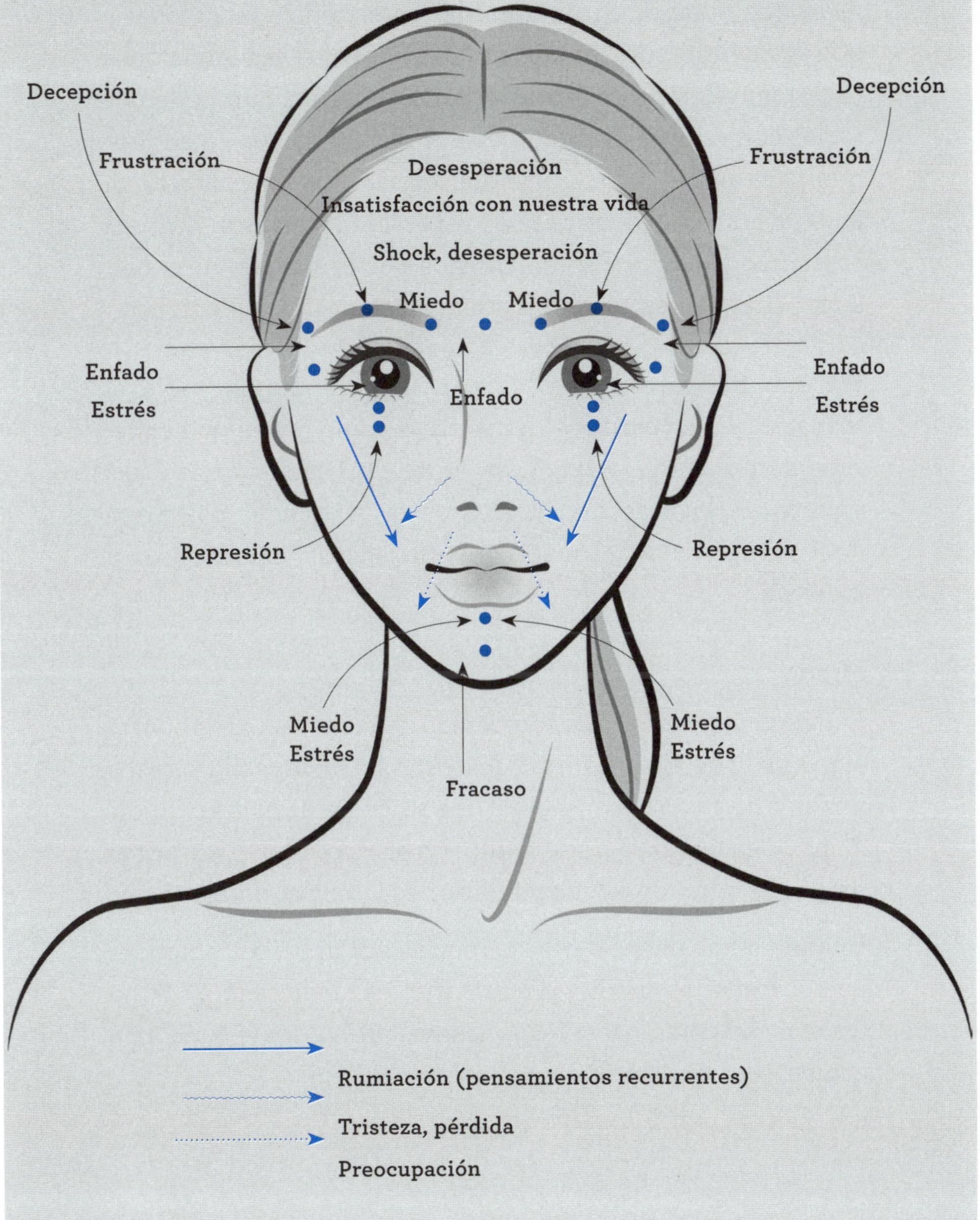
Decepción
Decepción
Frustración
Frustración
Desesperación
Insatisfacción con nuestra vida
Shock, desesperación
Miedo
Miedo
Enfado
Estrés
Enfado
Enfado
Estrés
Represión
Represión
Miedo
Estrés
Miedo
Estrés
Fracaso
Rumiación (pensamientos recurrentes)
Tristeza, pérdida
Preocupación

Algo que aprendí en un curso de inteligencia emocional y que encuentro sumamente útil saber es que las emociones son «mensajeras» y vienen a darnos información. Podemos verlas como los testigos luminosos del coche que se encienden para avisar de que hay que revisar algo en concreto. Si tapas la luz con el dedo para no verla, seguramente se acabará averiando el coche. Eso mismo nos puede suceder a las personas cuando no prestamos atención a nuestras emociones.

Por ello, me parece beneficioso conocer el significado y el mensaje que se esconde detrás de las emociones que experimentamos. Aquí te dejo una breve explicación de las seis emociones básicas universales descritas por el psicólogo Paul Ekman en 1972: miedo, tristeza, alegría, enfado, asco y sorpresa.

Miedo

El miedo nos indica que carecemos de recursos para abordar algo que llega. Es una forma de avisarnos de un peligro real o imaginario y nos desencadena una reacción de lucha o huida. Aunque es útil para nuestra supervivencia, si no lo gestionamos bien, también puede paralizarnos y ser perjudicial.

Cuando surja, debes darle las gracias por aparecer, entender que no tienes recursos y preguntarte: «¿Qué necesito?». Algo tan sencillo como hacer respiraciones profundas te ayudará a calmarte y a poder reflexionar sobre ello.

Tristeza

La tristeza nos avisa de una pérdida. Es como una compañera que se pone a nuestro lado y nos acompaña para vivir un duelo. Esta nos puede provocar llanto, desfallecimiento o falta de apetito, entre otras cosas.

Es muy importante que nos permitamos vivir el duelo, ya sea que hayamos perdido un llavero de plata, un proyecto que nos hacía ilusión o a un ser querido. Debemos comprender que puede haber duelos de cinco minutos, pero también otros de diez años. El duelo tiene diferentes etapas, según explica la psiquiatra Elisabeth Kübler-Ross, y debemos pasar por cada una de ellas. Para comprender la tristeza debes preguntarte: «¿Qué he perdido?» o «¿Qué me falta?».

Alegría

La alegría nos dice que hemos conseguido algo, nos da una sensación de satisfacción y placer. Nos genera una sonrisa y pensamientos positivos. Es como una amiga que se pone a bailar a tu alrededor para celebrarlo.

Cuando aparezca, pregúntate: «¿Qué he obtenido? ¿Qué logro he alcanzado?». De este modo también podrás agradecer aquello que has conseguido.

Enfado

El enfado nos habla de límites. Nos puede causar diversos efectos, como sentir que nos hierve la sangre, fruncir el ceño o tener ganas de obedecer a nuestros impulsos. Cuando aparece, es porque nos han puesto un límite a algo que queremos conseguir o porque nos exigen más de lo que podemos dar. No debemos evitar ni negar el enfado, sino escucharlo y tomar las medidas necesarias para abordar el problema.

Asco

El asco nos indica rechazo. En el momento en que aparece solemos hacer muecas y nos sentimos mal. Cuando sentimos asco, no solamente físico sino emocional, existe un conflicto de valores. A través de este podemos identificar qué valores son los que chocan. Es importante que no alimentemos el asco, sino que más bien tengamos una mirada altruista y llevemos el enfoque a las cosas positivas que podemos hacer.

Sorpresa

La sorpresa es la antesala de una emoción, una alteración por algo inesperado. Nos lleva a arquear las cejas o a quedarnos con la boca abierta. Nos indica que nos hemos encontrado con algo nuevo. Tras la sorpresa suele venir otra emoción, ya sea positiva como la alegría, o negativa como la tristeza.

Al entender la información que te trae cada emoción e identificar por qué aparece, podrás intervenir de manera consciente en tu vida. De este modo podrás tomar decisiones inteligentes que remen a favor de lo que quieras lograr o de cómo te quieras sentir. Y el yoga facial puede ayudar en este camino. El hecho

Aunque en un principio pueda parecer que las emociones no tienen nada que ver con el mundo de la belleza, están directamente relacionadas porque se reflejan claramente en nuestro cuerpo.

de ejercitar la musculatura y aprender a relajar el rostro nos ayuda a liberar tensiones. Si bien cambiar nuestra forma de pensar puede llevarnos un tiempo, la práctica de ejercicios faciales puede tener resultados con bastante rapidez. Además, si te fijas, comprobarás que la mayoría de ejercicios de yoga facial fortalecen la musculatura que usamos cuando realizamos gestos de alegría. Como podrás ver en la sección de ejercicios, se trabaja la musculatura para que se levanten los pómulos y la comisura de los labios, y también se fortalece la musculatura de alrededor de los ojos para tener una mirada abierta. Por otro lado, en muchas ocasiones se procura relajar los músculos que utilizamos para expresar tristeza o enfado (sería el caso, por ejemplo, de la zona del entrecejo, ya que buscamos evitar fruncir el ceño). Tampoco se realizan posturas en las que se lleve la comisura de los labios hacia abajo, para evitar que se generen arrugas en los surcos nasogenianos o en la barbilla.

Es curioso, pero cierto: cuando practicamos gestos de alegría, podemos influir en nuestro estado anímico, ya que es más difícil sentir tristeza o enfado cuando estamos sonriendo. Esto es algo que aprendí en mi época universitaria, cuando realizaba trabajos de cara al público en los que tenía que estar largas horas de pie. Conocí a una compañera que era estudiante de Psicología y que siempre estaba sonriendo, y me dijo: «Si sonríes, te cansas menos». En cuanto lo probé, noté sus sorprendentes efectos, y desde entonces la sonrisa me acompaña como un arma secreta en todos los trabajos.

Con un poco de constancia veremos que se van atenuando las arrugas de expresión marcadas y esto nos hará sentir mejor anímicamente. El hecho de cuidarnos primero desde fuera me parece una opción bien válida y eficaz cuando estamos atravesando algún bache. Al fin y al cabo, cuanto mejor nos veamos, mejor nos sentiremos, y viceversa. En este sentido puedo afirmar que cuidar tu piel y tu rostro mejora tu bienestar psíquico y físico. No solamente porque te esfuerzas en llevar una vida más saludable, con una buena alimentación e hidratación, con ejercicio y con un buen descanso, sino porque también, al verte mejor, ganas seguridad. Además, el hecho de dedicarte unos minutos exclusivos para ti al día te ayuda a reducir el estrés y la ansiedad. Al cuidarte a través de una rutina diaria integras el hábito de valorarte y refuerzas el amor propio.

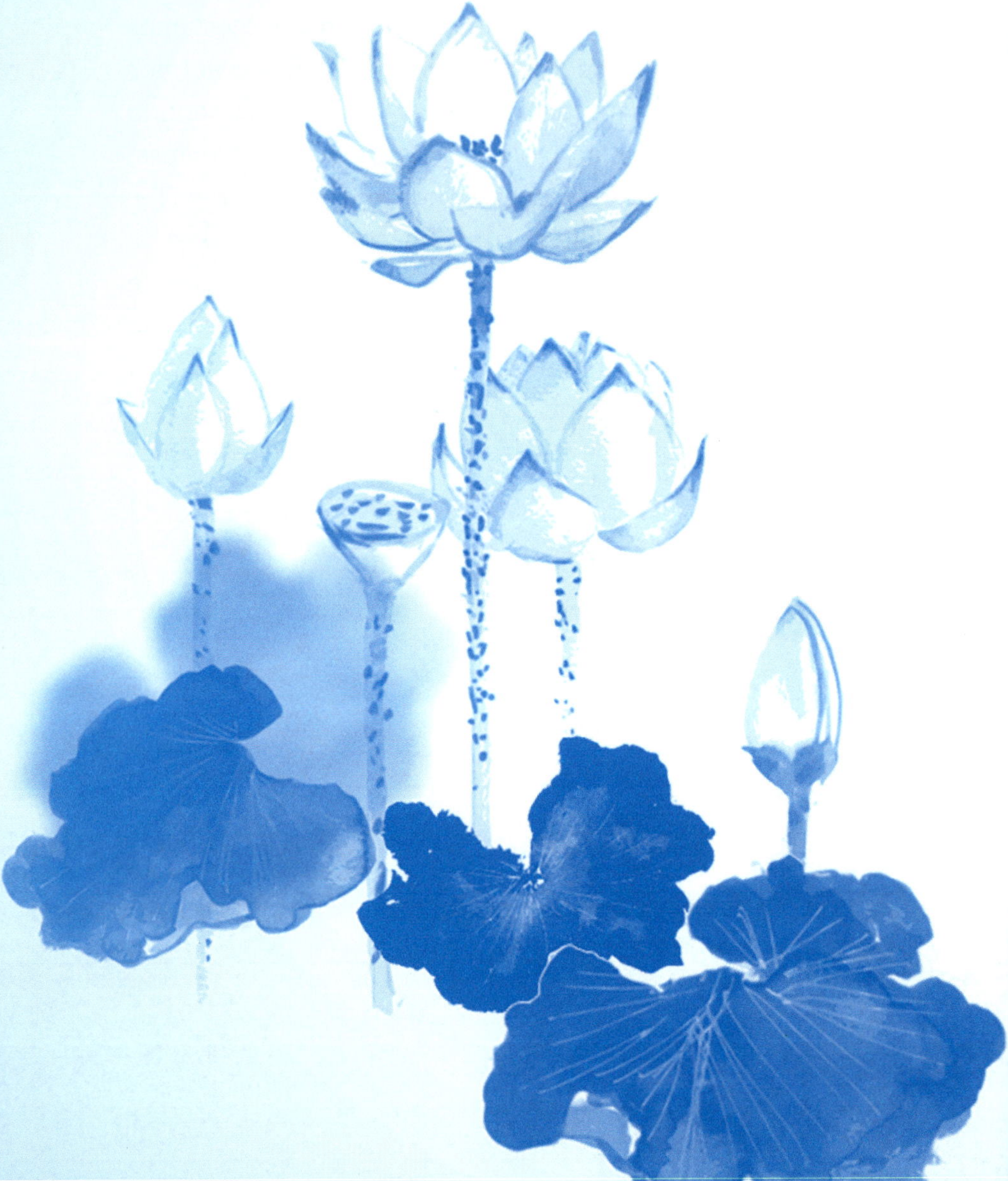

3/

CÓMO FUNCIONA EL YOGA FACIAL Y POR QUÉ ES TAN EFICAZ

El yoga facial nos aporta numerosos beneficios, tanto físicos como mentales. Como explicaba anteriormente, al practicarlo y empezar a verte mejor, también mejora tu estado de ánimo. Ganas confianza y entras en un bucle que te lleva a cuidarte cada día más.

Los principales beneficios que le aporta el yoga facial a tu rostro son los siguientes:

Reduce la hinchazón del rostro. Al movilizar los músculos faciales, mejora la circulación sanguínea, así como el drenaje linfático de los líquidos y las sustancias de desecho.

Aporta mayor firmeza, con un efecto *lifting*. Se activa el riego sanguíneo y las funciones metabólicas, lo cual estimula la producción de colágeno y elastina. Además, se fortalecen los músculos y estos ganan volumen. Todo ello da lugar a una piel más tersa.

Combate la flacidez. Al reducir la hinchazón, se previene y se combate la flacidez en la cara. Además, el efecto *lifting* también contrarresta la flacidez.

Elimina la papada y marca el contorno facial. Gracias al drenaje de los líquidos y las sustancias de desecho se reduce la papada. Al fortalecer los músculos de los pómulos y del rostro en general, se ve definido el óvalo facial.

Elimina bolsas y ojeras. Se evita la retención de líquidos y de sustancias de desecho debajo de los ojos, que es lo que facilita la aparición de bolsas y ojeras.

Eleva los párpados y abre la mirada. La musculatura de alrededor de los ojos gana volumen, lo cual tensa la piel de debajo de las cejas y permite abrir la mirada.

Elimina la flacidez alrededor de los ojos. Se activa la circulación alrededor de los ojos y se mejora el drenaje de los líquidos y las sustancias de desecho. Esto previene la flacidez en el contorno de los ojos.

Reduce y previene las arrugas. El efecto *lifting* que se consigue gracias a la estimulación de colágeno y elastina, así como por el aumento del volumen muscular, reduce y previene las arrugas.

La piel queda luminosa y con un tono más uniforme.
Al aumentar el flujo sanguíneo, mejora la producción de colágeno y la renovación celular. Esto hace que la piel esté más hidratada y luminosa.

Sube la comisura de los labios.
Al fortalecer la musculatura alrededor de la boca, se elevan las comisuras de los labios, con lo que causarás una mejor impresión.

Se suaviza la piel.
Al acelerar la renovación celular y aumentar la hidratación, la piel se vuelve más suave.

Al practicar el yoga facial de forma constante, fortalecemos la musculatura de la cara y nos deshacemos de la grasa acumulada. Mejora el flujo sanguíneo y el drenaje linfático, lo cual nos ayuda a eliminar las sustancias de desecho y los líquidos retenidos en el rostro. Así, se reduce la hinchazón y la flacidez de la cara. Es ideal para combatir la papada y las bolsas en los ojos.

Asimismo, tener unos músculos tonificados nos ayuda a levantar los pómulos, las cejas y la comisura de los labios, y también a conseguir un efecto *lifting* de todo el rostro. Además, al mejorar el flujo de la circulación sanguínea, se estimula la actividad de las células y se consigue una mayor oxigenación de los tejidos. El yoga facial acelera la renovación celular y estimula la producción de colágeno y elastina. Por eso es tan eficaz para mejorar el aspecto de aquellas pieles opacas, oscuras y sin brillo. Al mantener las células de la piel sanas, se consigue una mayor luminosidad, suavidad e hidratación de la dermis.

PREGUNTAS Y RESPUESTAS SOBRE EL YOGA FACIAL

Es natural que te surjan algunas dudas sobre la práctica del yoga facial, especialmente si nunca antes lo habías probado. A continuación se abordan algunas de las preguntas más frecuentes que suelen surgir para despejar incógnitas y tener toda la información que necesitas al alcance de tu mano.

¿Quién puede practicar yoga facial?

¡Todo el mundo! Como especifico a continuación, no hay una franja de edad a la que se debe practicar el yoga facial. Todos nos podemos beneficiar de él.

¿A partir de qué edad se puede practicar?

Responder a esta pregunta es lo mismo que contestar a la de a partir de qué edad se puede realizar ejercicio. ¡Pues en cualquier momento! Es cierto que físicamente no vemos la necesidad de practicar ejercicios faciales hasta que nos salen las primeras arrugas de expresión, pero cuanto antes empieces, más preparado estará tu rostro para hacer distintos movimientos faciales, y menos te costará mantener el hábito de practicarlos.

Como bien sabemos, siempre es mejor prevenir que curar: si se empieza en la adolescencia o cuando se es veinteañero, se consigue prevenir los signos de la edad. Y es cierto que a medida que pasan los años se produce un declive en la producción de elastina y colágeno, además de que se debilita la musculatura. Esto se refleja directamente en el estado de la piel, que adquiere un aspecto envejecido. Sin embargo, nunca es demasiado tarde para empezar a practicar el yoga facial, porque la musculatura se puede ejercitar a cualquier edad. Al fortalecer los músculos del rostro, estos aumentan de volumen, y dado que se hallan justo por debajo de la piel, se consigue un efecto *lifting* totalmente natural. La piel se ve más firme y tonificada. Precisamente por ello, el yoga facial es tu mejor aliado tengas la edad que tengas.

¿Qué pasa si no consigo mover algún músculo facial?

Es totalmente natural que al principio te cueste hacer algunos movimientos de los ejercicios, así que no desesperes. A medida que los vayas practicando, irás ganando movilidad poco a poco. Además, los ejercicios que más te cuestan delatan qué músculos son los que menos ejercitas habitualmente, por lo que serán los más beneficiosos para tu rostro. ¡La práctica hace al maestro!

¿Qué sentiré después de practicar el yoga facial?

En muchos casos, al terminar los ejercicios, notarás calor en algunas zonas de la cara o en todo el rostro. Esto es señal de que se ha activado la circulación sanguínea y de que estás haciendo una buena práctica. Asimismo, puede que notes «agujetas» cuando trabajes músculos del rostro que no sueles trabajar. La sensación sería como cuando te ríes tanto que terminas notando tirantez en los pómulos o en la mandíbula.

¿Cuánto tiempo y cuántas veces debo hacer cada ejercicio?

En cada ejercicio se especifica la frecuencia y el tiempo de práctica recomendada. Además, en el capítulo 6 encontrarás varias secuencias de ejercicios que te llevarán de dos a diez minutos. Recuerda que no es necesario practicar todos los ejercicios, sino que puedes elegir los que más te convengan en cada momento. Por ello se explican según las zonas del rostro que se trabajan. Quizá estés en una época en la que quieras reducir las bolsas, por lo que necesitas trabajar el contorno de los ojos, o tal vez prefieras ejercitar la musculatura de la frente para reducir las arrugas en esa zona. No hay problema si repites siempre el mismo ejercicio o si practicas aquellos que te gustan más. Lo importante es que elijas aquellos que te ayuden a sentirte bien.

¿En qué momento debo hacer los ejercicios?

Del mismo modo que puedes realizar ejercicio físico a cualquier hora del día, puedes practicar el yoga facial cuando mejor te convenga: ya sea para despejarte al empezar la mañana, para aprovechar unos minutos durante tu trayecto diario al trabajo, al llegar a casa después de una jornada intensa, etc. Encuentra un momento del día en el que puedas estar en calma y dedicarte este tiempo.

¿Cuándo empezaré a ver resultados?

La aparición de resultados puede variar considerablemente dependiendo de la persona. Tu práctica, tu edad, tus hábitos o incluso tu estilo de vida tienen una gran influencia. Puede ocurrir que en un ejercicio en concreto puedas ver los resultados de forma inmediata, en una sola práctica, o también podría ser que necesites de dos a tres semanas de práctica diaria para percibir sus efectos. Eso sí, al igual que ocurre con el ejercicio físico, cuanto más practiques, mejores serán tus resultados.

¿Me pueden salir arrugas por practicar yoga facial? ¿Y si dejo de practicarlo?

No salen arrugas por hacer yoga facial. Algunas personas tienen la idea equivocada de que al repetir los mismos ejercicios una y otra vez, se pueden generar arrugas en la cara como si fueran líneas de expresión. Los ejercicios de yoga facial son movimientos específicos para tonificar los músculos que se encuentran debajo de la piel. Con ello se gana volumen y firmeza facial, lo cual reduce precisamente las arrugas formadas ya sea por la edad o por el hecho de repetir ciertos gestos durante mucho tiempo. Además, la gran mayoría de las posturas se practican procurando no fruncir el ceño o arrugar la frente.

Por ello se recomienda realizar estos ejercicios frente a un espejo, sobre todo hasta que adquieras práctica.

Por otro lado, en los movimientos en que hay que «arrugar la cara», la postura se mantiene solamente unos segundos. Estos ejercicios nos ayudan a liberar las tensiones musculares y a oxigenar la piel, lo cual contribuye a atenuar y prevenir las arrugas. Podemos decir que la clave está en realizar cualquiera de los ejercicios de yoga facial de forma consciente.

Si tras una práctica constante dejas de realizar los ejercicios, simplemente tendrás el mismo efecto que si dejas de ir al gimnasio. Poco a poco perderás la masa muscular que habías adquirido, aunque esto en ningún caso será perjudicial para tu piel. Es decir, que el hecho de practicar el yoga facial y dejarlo no hará que se te generen más arrugas o que envejezca de golpe la piel.

¿Puedo practicar yoga facial si llevo hilos tensores o bótox?

Los ejercicios faciales son compatibles con el bótox. No obstante, debes tener en cuenta que quizá te cueste realizar algunos movimientos. Esto se debe a que las infiltraciones impiden que los músculos se contraigan, es decir, que los paralizan. Si notas cualquier molestia o incomodidad, no realices los ejercicios y consulta con tu médico.

En cambio, no se recomienda hacer ejercicios de yoga facial cuando se llevan hilos tensores, ya que algunos movimientos pueden deteriorarlos.

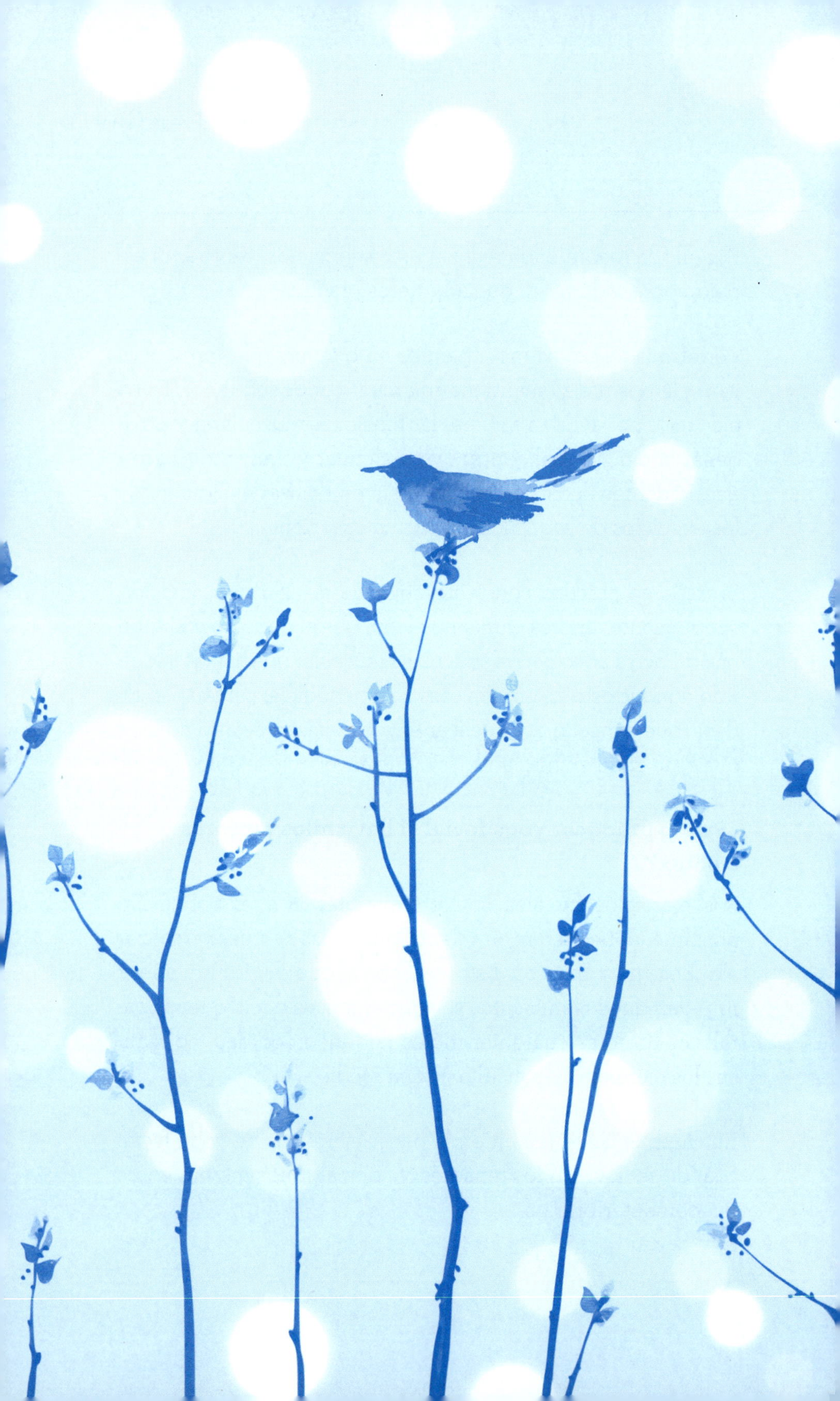

4/

CONSEJOS CLAVE PARA DISFRUTAR Y SACAR EL MÁXIMO PARTIDO A TU PRÁCTICA

Antes de iniciarte en el yoga facial, hay algunos consejos que vale la pena que conozcas. Con ellos conseguirás potenciar los beneficios de la práctica.

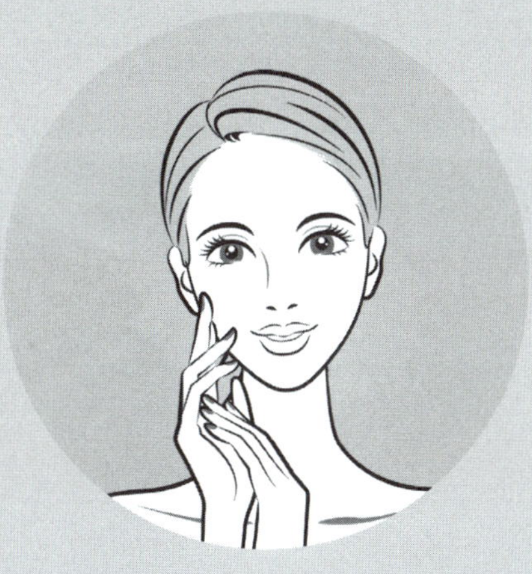

ADECUA UN ESPACIO QUE TE INVITE A LA PRÁCTICA

No es casualidad que los centros de yoga acostumbren a encender incienso o alguna vela que aporte calidez, ya que un lugar agradable puede animarte a practicar. Por ello, te invito a crear un ambiente cálido donde realizar los ejercicios.

Elige un lugar donde nadie te pueda molestar, y trata de ordenar y despejar la zona para reducir el ruido visual. Procura tenerlo todo limpio. Añade algún aroma que te guste, ya sea a través de un difusor o encendiendo incienso, palo santo o quizá una vela aromática. Personalmente, soy muy partidaria de utilizar aromas para relajar y calmar los nervios.

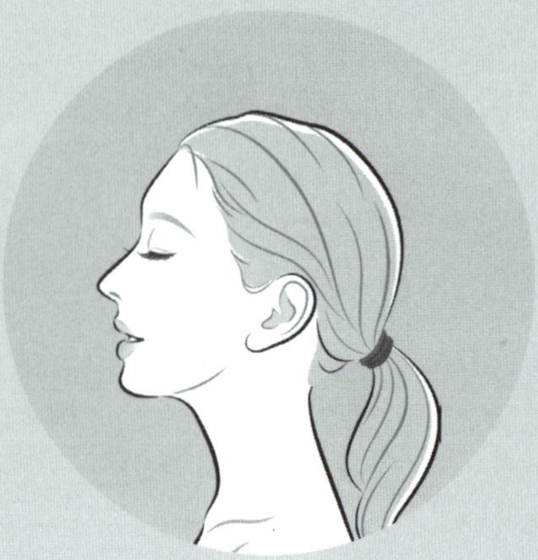

NO TE OLVIDES DE RESPIRAR

Es fundamental respirar bien mientras se practica cualquier ejercicio físico, y esto se aplica también al yoga facial. Cuando respiramos de forma consciente, conseguimos equilibrar el sistema nervioso y reducir el estrés. Además, también mejoramos el funcionamiento cerebral y muscular. Por si esto fuera poco, también se genera más serotonina, la hormona de la felicidad.

Cuando nos concentramos en una postura, es fácil que descuidemos la respiración e incluso que quizá dejemos de respirar durante unos segundos. Por ello, es importante que lleves la consciencia a tu respiración y que hagas respiraciones lentas y profundas. Si en los ejercicios no se dice lo contrario, por norma general debemos inspirar y exhalar siempre por la nariz.

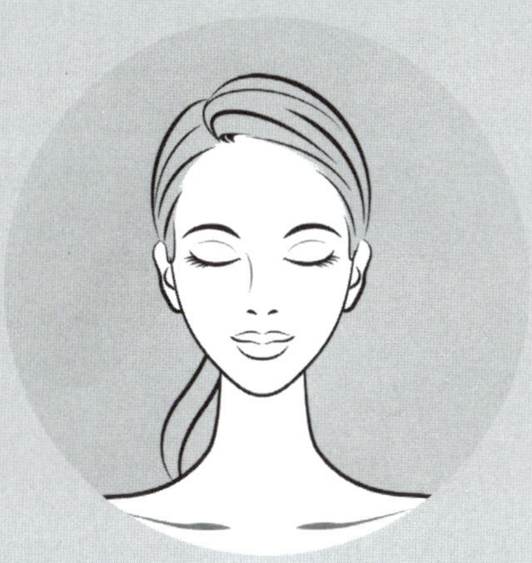

RELAJA CUERPO Y MENTE

Sobre todo cuando realizamos posturas que practicamos por primera vez, es común que contraigamos los hombros y el cuello. Nos concentramos tanto en hacer bien los movimientos faciales que tensionamos otras partes del cuerpo.

Relájate tanto física como mentalmente y realiza los ejercicios sin ponerte ninguna presión. Las posturas faciales que hagas hoy son perfectas como son. Con práctica, poco a poco irás ganando mayor rango de movimiento. Si sientes el cuerpo con tensión, puedes hacer uno de los estiramientos que te propongo en el capítulo siguiente antes de empezar la práctica. Durante la práctica, recuerda que debes mantener siempre una postura cómoda y los hombros relajados.

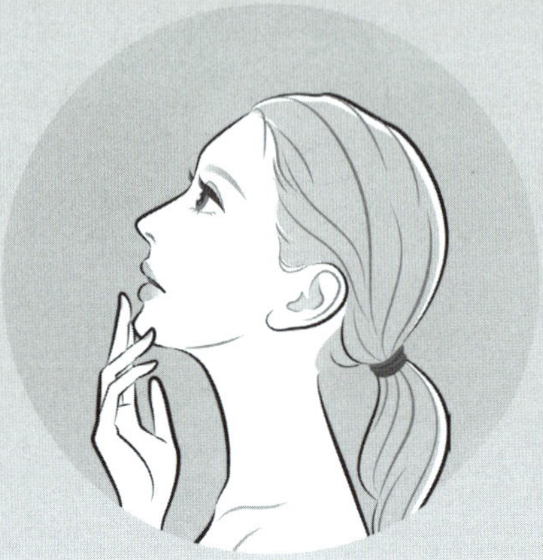

REALIZA LOS EJERCICIOS SIN ESCATIMAR FUERZAS

Admitámoslo, en algunos ejercicios se realizan muecas que puede darte un poco de vergüenza. Sin embargo, para poder entrenar bien los músculos faciales hay que exagerar cada movimiento, expandiendo y comprimiendo al máximo la musculatura. Por ello, busca un lugar donde puedas practicar el yoga facial tranquilamente. Olvídate de tu timidez y haz cada ejercicio con intensidad, poniendo toda tu atención en el movimiento. Puede que al principio te cueste un poco, pero verás que con la práctica será muy desestresante.

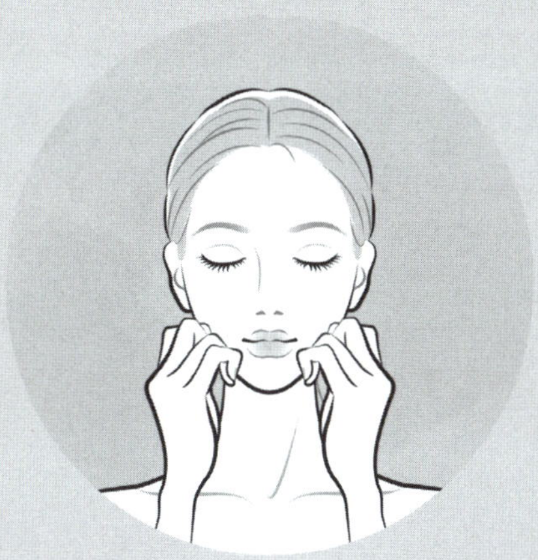

LLEVA LA CONSCIENCIA A LOS MÚSCULOS QUE EJERCITAS

Al llevar la consciencia al músculo facial que estás trabajando, potencias la conexión mente-cuerpo. Esto te permitirá avanzar mucho más en tu práctica y obtener mejores resultados en menos tiempo. Aunque al principio tal vez haya movimientos que te cueste llevar a cabo, poco a poco te irán saliendo.

Procura llevar la atención hacia aquellos músculos que quieres mover. Siente cómo los notas en este momento y cómo trabajan. Con una práctica constante te sorprenderás de cómo puedes aumentar la movilidad de tus músculos.

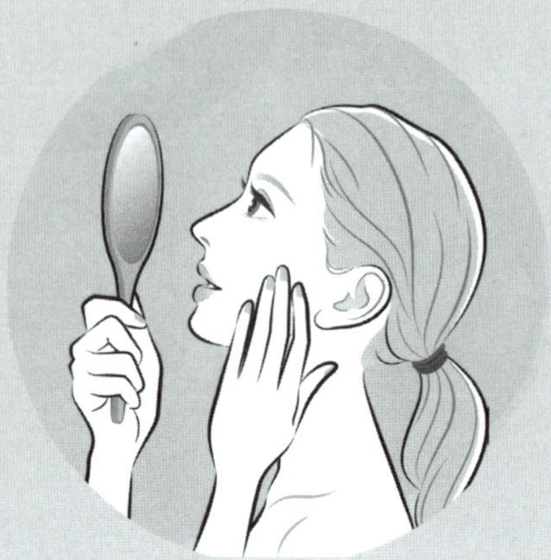

UTILIZA UN ESPEJO

El espejo es tu mejor aliado, sobre todo si aún no tienes mucha práctica en los ejercicios de yoga facial. Al practicar frente a un espejo, podrás asegurarte de que realizas los ejercicios correctamente y evitarás arrugar aquellas zonas de la cara que deben permanecer inmóviles. No son pocas las personas que, sin querer, acaban levantando una ceja o arrugando la frente. En este sentido, el espejo te ayudará a realizar los ejercicios de forma simétrica. Además, te será más fácil llevar la consciencia a los músculos mirándolos directamente.

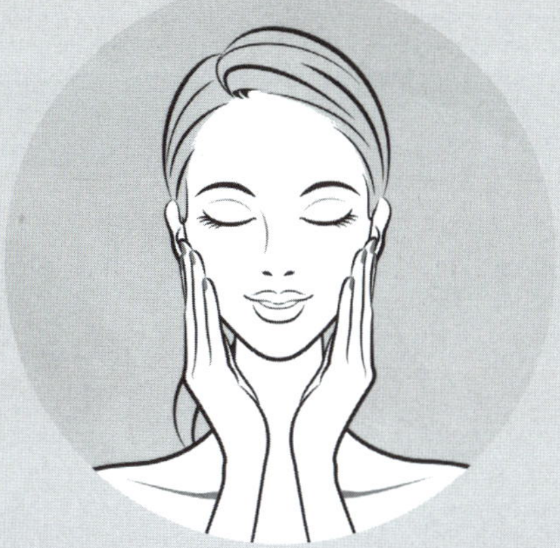

PROCURA REALIZAR LOS EJERCICIOS SIMÉTRICAMENTE

Seguramente haya ejercicios en los que te cueste más movilizar un lado de la cara que el otro. Esto es totalmente normal. Si quieres, no hay problema en repetir el movimiento más veces en aquel lado que te cueste más. Dicho esto, asegúrate de que trabajas ambos lados cuando realices ejercicios que se practican en el lado derecho e izquierdo. De este modo realizarás una práctica eficaz y equilibrada. El yoga facial es ideal para lograr mayor simetría en el rostro.

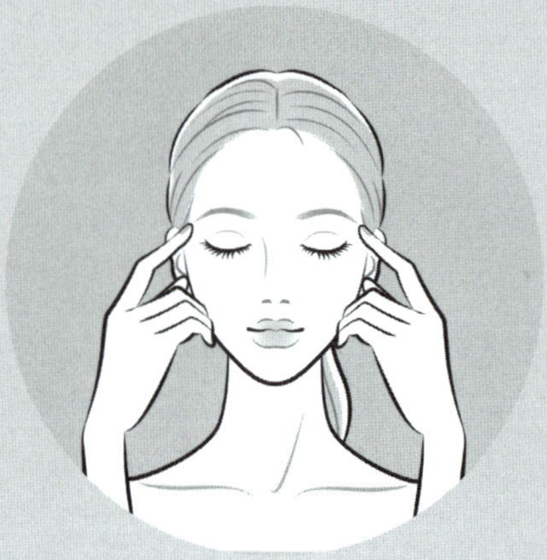

UTILIZA LAS MANOS PARA EVITAR FORMAR ARRUGAS EN LA FRENTE

Hay ejercicios en los que es complicado adoptar la postura sin que se nos arrugue la frente. En esos casos se recomienda que te lleves las manos a la frente y sujetes la piel con los dedos para evitar que se formen arrugas. No es necesario que hagas mucha fuerza al sujetar la frente. Debes hacerlo con firmeza pero con suavidad, procurando no subir ni tensar los hombros.

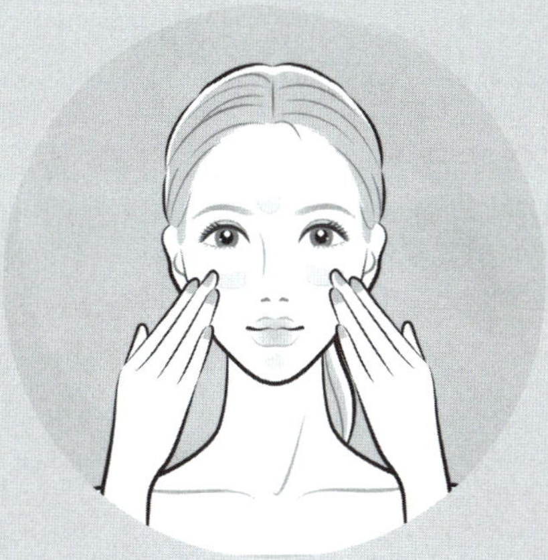

MANTÉN TU PIEL HIDRATADA

Al tener el rostro hidratado, la piel también está más flexible, lo cual permite hacer las posturas con más facilidad. No es imprescindible que te pongas una crema hidratante antes de realizar los ejercicios, ya que estos se pueden hacer incluso llevando maquillaje. Sin embargo, ten en cuenta que si tienes la piel deshidratada, algo que ya de por sí debes evitar, te costará mucho más realizar los ejercicios. Por ello, es importante que te asegures al menos de no sentir sequedad en la piel cuando vayas a realizar tu práctica. En otras palabras, debes evitar esa sensación de «tirantez» cuando se te estire la piel con los ejercicios.

Si decides ponerte algún producto hidratante facial, no solo gozarás de mejor movilidad, sino que también ayudarás a que los productos penetren de forma más profunda. En el capítulo 8 encontrarás las claves de la rutina facial japonesa, qué productos se recomienda utilizar y su orden de aplicación.

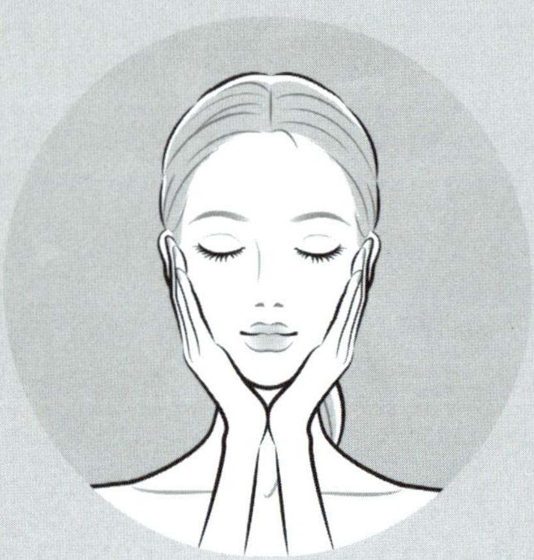

PRACTICA EN CUALQUIER MOMENTO Y LUGAR

Aunque es bueno tener una rutina para practicar el yoga facial, por ejemplo al levantarnos o antes de ir a dormir (o en ambas ocasiones), una vez cojamos destreza podremos realizar cualquier postura cuando nos apetezca. Por ejemplo, cuando estemos parados con el coche en un semáforo o cuando tomemos un descanso en el trabajo. La suma de estas prácticas cortas sin duda se reflejará en tu rostro.

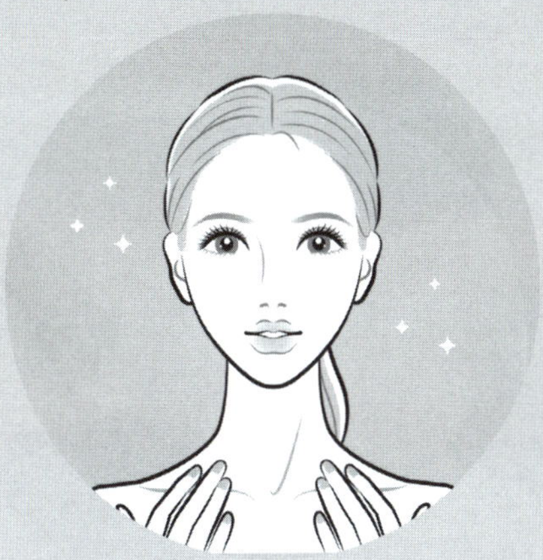

HAZ FOTOS

Para poder ver claramente tu progreso puedes ir haciéndote fotos. Sobre todo, si te haces una foto antes de iniciarte en el yoga facial, podrás ver una clara diferencia del antes y el después. Aunque esto no es para nada necesario, te puede ayudar a confirmar la eficacia de los ejercicios y a seguir motivándote.

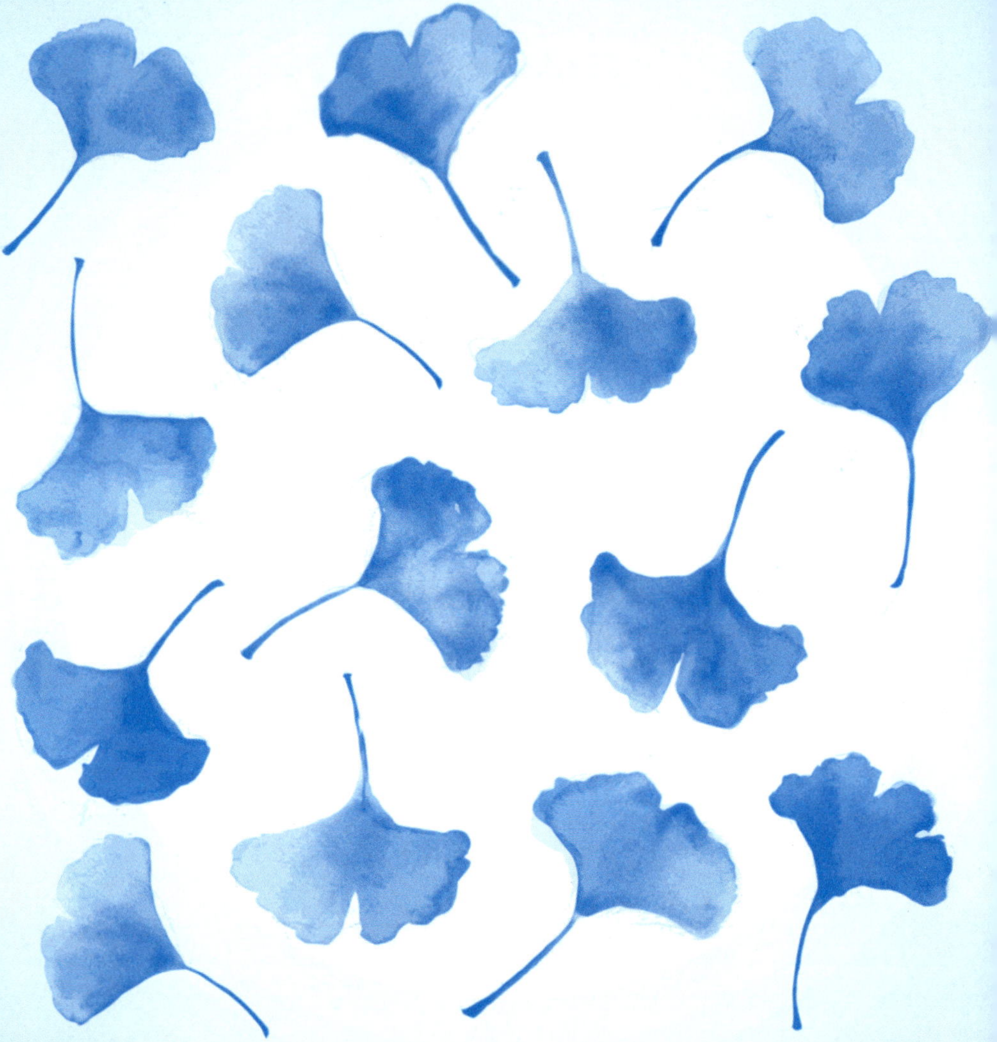

5/

YOGA FACIAL Y MASAJES PARA CUIDAR CADA ZONA DE TU ROSTRO

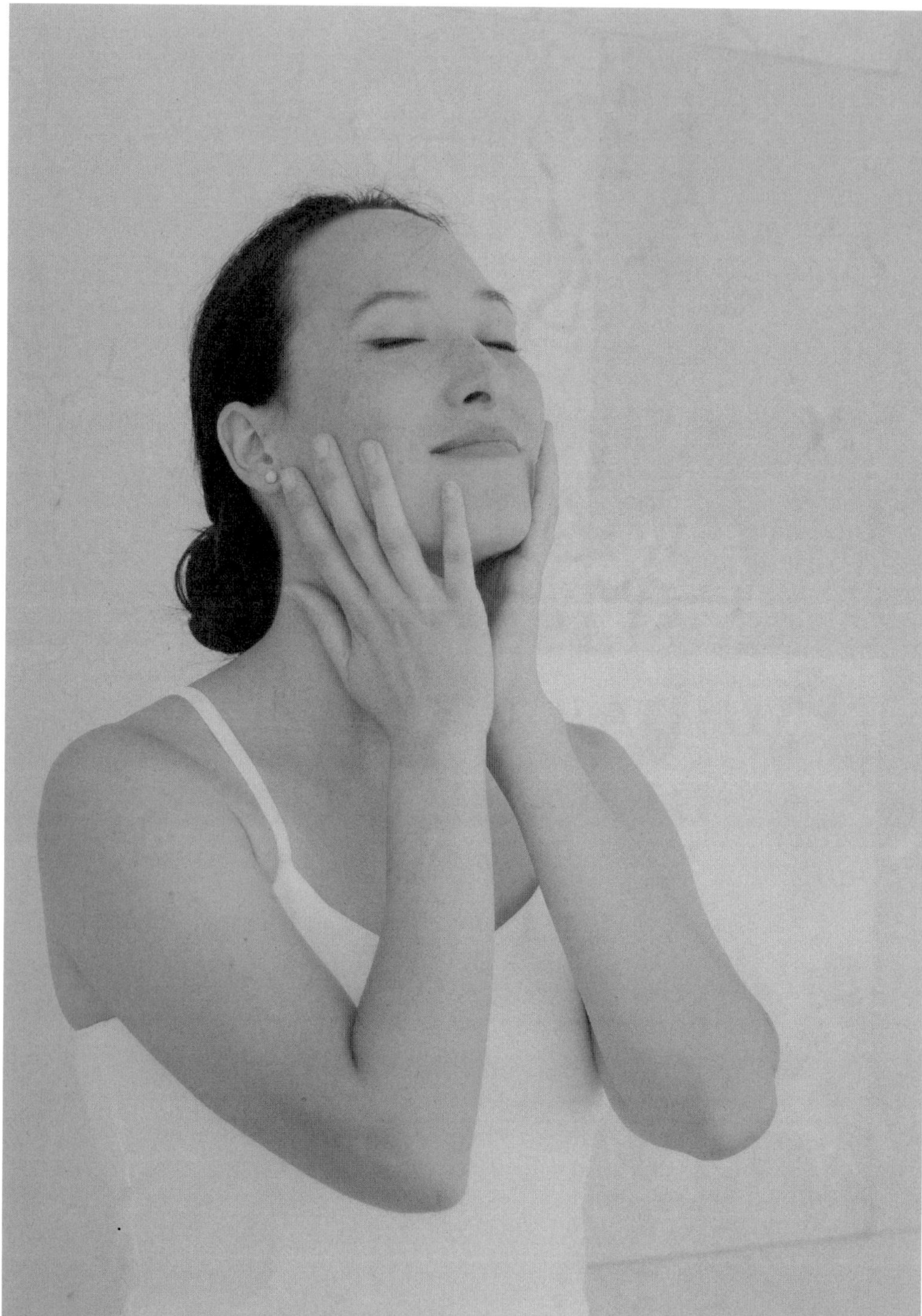

A continuación te presento mi biblia de ejercicios de yoga facial y masajes explicados paso a paso. Tal como he comentado al inicio del libro, en los últimos años me he dedicado a buscar soluciones para abordar aquellos problemas estéticos que más preocupan a mis suscriptores de YouTube.

Aquí he recopilado mis ejercicios favoritos para cuidar y rejuvenecer determinadas áreas del rostro. Están separados según el área que se trabaja. Sin embargo, como podrás ver en los beneficios de cada ejercicio, muchos de ellos sirven para tratar varias zonas del rostro, ya que se trabajan distintos músculos simultáneamente. En este caso, los ejercicios se incluyen bajo el título del área que más se trabaja.

Puedes elegir uno o varios ejercicios según tus necesidades y el tiempo que quieras dedicar. En cada postura se detallan las repeticiones y la frecuencia con la que se recomienda realizarlos. Además, en el capítulo siguiente te recomiendo algunas secuencias que puedes seguir en diferentes ocasiones. La idea es que elijas un ejercicio o varios para crear tu propia serie, según la parte del rostro que quieras trabajar y los efectos que quieras conseguir. También puedes seleccionar los ejercicios según el tiempo que puedas dedicar en ese preciso momento o incluso en función de alguna necesidad puntual que tengas. ¿Quién no se ha levantado alguna vez con terribles ojeras tras una noche de insomnio? ¿O con el rostro hinchado como un globo tras una cena copiosa? El yoga facial también sirve para combatir estos signos de «mala cara» que suelen aparecer de forma imprevista.

CALENTAMIENTO ANTES DE EMPEZAR

Antes de empezar la práctica es interesante realizar unos pequeños estiramientos o masajes para mejorar la circulación en la zona de los hombros y el cuello. Aunque no es imprescindible, te ayudará a que los ejercicios sean más efectivos. El motivo es que cuando tenemos los músculos del cuello y los hombros tensos o agarrotados, los vasos sanguíneos se estrechan, lo cual hace que se deteriore la circulación sanguínea y el flujo linfático. Esto, a su vez, lleva a la flacidez del rostro, lo que resulta en la aparición de papada y de arrugas en el cuello y en la cara.

Por ello, te recomiendo que hagas este pequeño calentamiento antes de realizar cualquiera de los ejercicios de este libro. Si no tienes tiempo, o acabas de practicar algún deporte o ejercicio físico, y ya sientes que has trabajado esta zona, puedes empezar directamente con los ejercicios faciales.

| Ejercicio 1 |

DESCARGA LA TENSIÓN DE LOS HOMBROS

1.

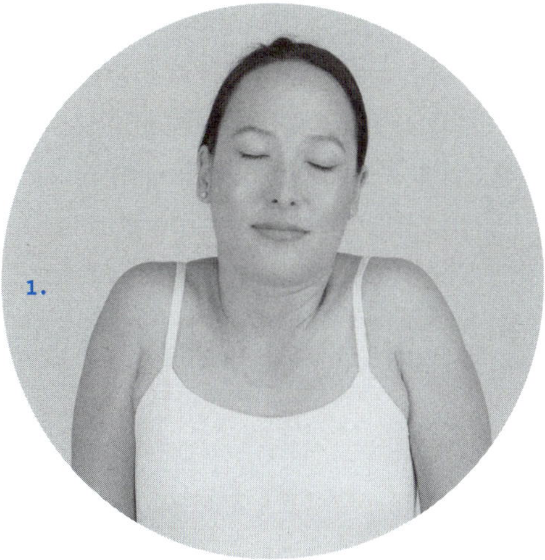

Con la espalda recta, acerca los hombros hacia las orejas con una inspiración, mantenlos de 2 a 3 segundos con tensión/fuerza y déjalos caer con la exhalación.

Puedes repetir este movimiento 10 veces o realizarlo varias veces durante 30 segundos.

2.

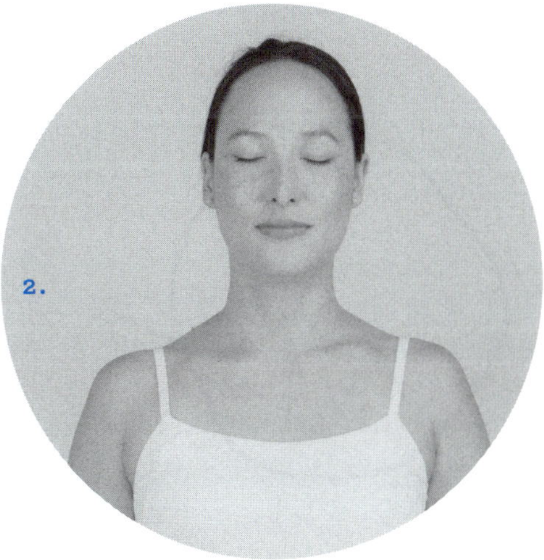

CONSEJO Cuando subas los hombros, haz una buena contracción hacia arriba sin escatimar fuerzas y luego déjalos caer de golpe, soltando toda la tensión.

| Ejercicio 2 |

Estiramiento de cuello

1.

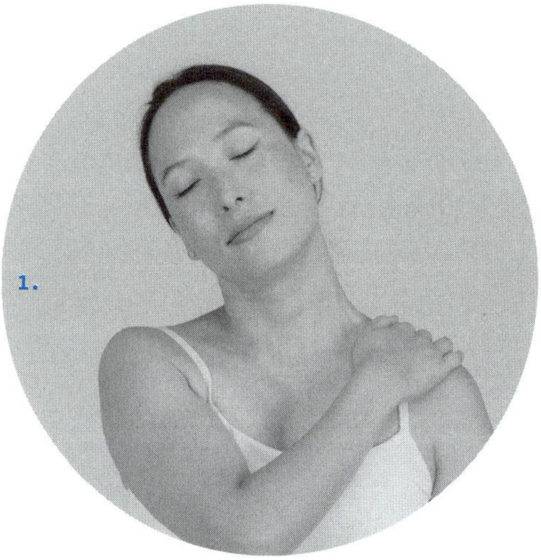

Apoya la mano en el hombro contrario y estira el cuello en la dirección opuesta a la mano. Haz respiraciones lentas y profundas, notando cómo se estira la musculatura del cuello.

Mantén esta postura durante 15 segundos y repítela hacia el lado contrario.

2.

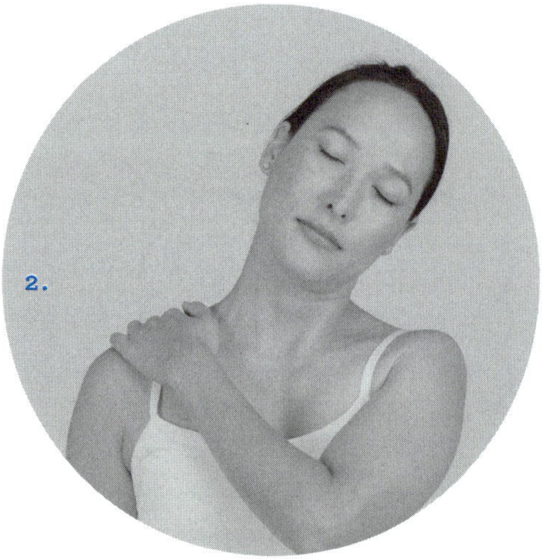

Este ejercicio no debe dolerte en ningún momento.
Debes notar un mero estiramiento placentero. Relájate y disfrútalo. Es tu momento.

| Masaje 1 |

Relaja la musculatura del cuello

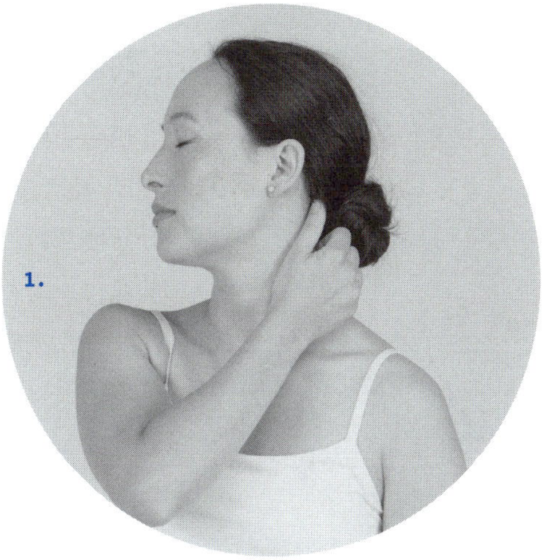

Gira la cabeza hacia un lado y masajea la musculatura del cuello pellizcándola de arriba abajo con la mano contraria (haciendo presión con la yema de los dedos índice, medio, anular y meñique).

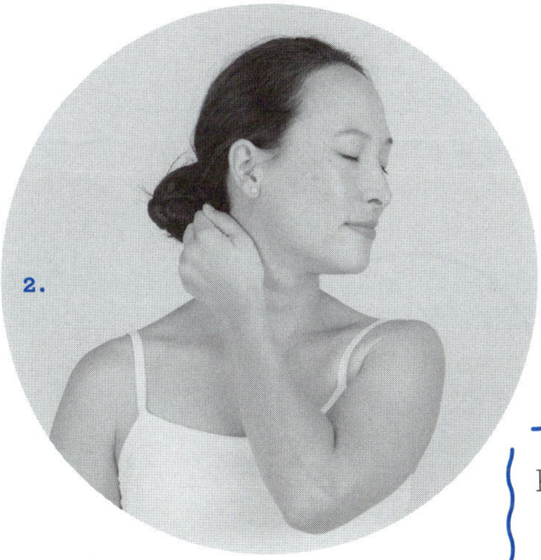

Repite este masaje unas 5 veces a cada lado.

| Masaje 2 |

Relaja hombros y mejora el drenaje linfático

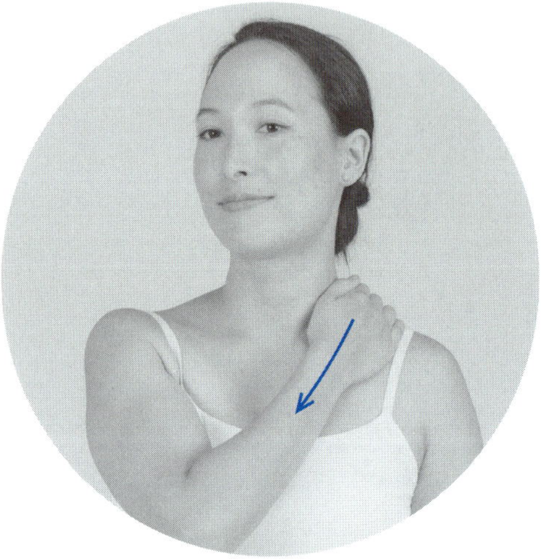

Pellizca el hombro (cerca del cuello) con la mano contraria y arrástrala hacia la clavícula en diagonal, presionando ligeramente con la palma de la mano.

Puedes alternar el hombro derecho y el hombro izquierdo, como si dibujaras una cruz. O si te resulta más cómodo, puedes masajear varias veces un lado y después el otro.

1.

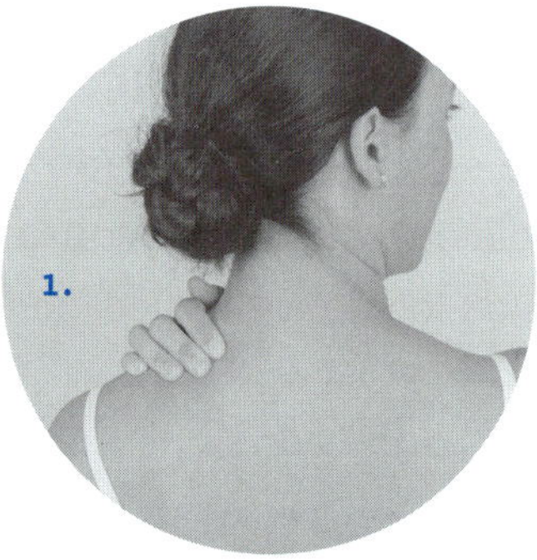

2.

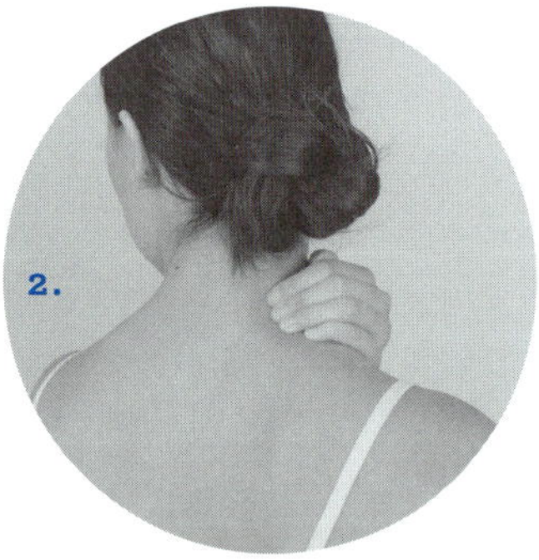

Haz un mínimo de 5 movimientos a cada lado.

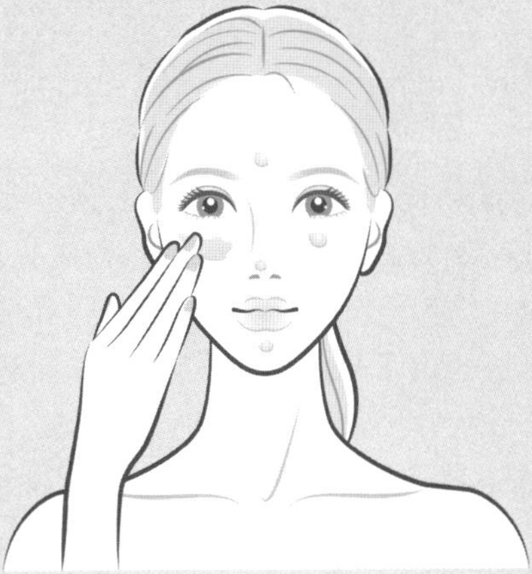

Antes de empezar
los masajes, te recomiendo
que te apliques una crema
o un aceite que te ayude
a deslizar los dedos. Así
evitarás roces por fricción al
masajear la piel del cuerpo
con la piel de
las manos.

Para deshinchar el rostro

Dado que la gravedad hace que el agua se desplace de un punto alto a otro bajo, es inevitable que, en mayor o menor grado, mientras dormimos, se propicie la retención de líquidos en el rostro. Por otro lado, las fluctuaciones en las hormonas que tenemos las mujeres durante el período premenstrual también favorecen la retención. Finalmente, ingerir platos salados y de sabores fuertes como los procesados durante la cena, y encima acompañarlos de bebidas alcohólicas, es otro motivo por el que nos podemos levantar con la cara hinchada.

Este ejercicio es perfecto para esas ocasiones. Al igual que el estiramiento para hombros y cuello, es ideal hacer este ejercicio antes de centrarte en la zona específica del rostro que quieras trabajar. De este modo conseguirás activar la circulación sanguínea de todo el rostro y ayudarás a eliminar las sustancias de desecho y los líquidos acumulados. Además, eso te permitirá liberar tensiones, al relajar los músculos de toda la cara.

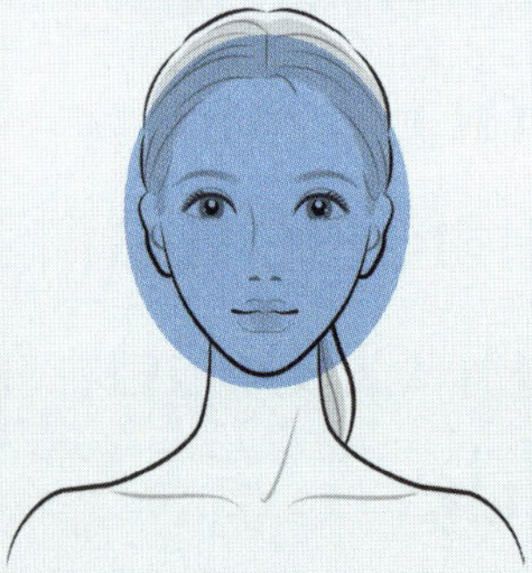

Todos los músculos del rostro

Zona que trabajar

Beneficios

Elimina la hinchazón de todo el rostro.

Mejora la circulación sanguínea y linfática.

Aporta un color saludable a la piel (efecto buena cara).

Permite soltar tensiones.

Desestresa.

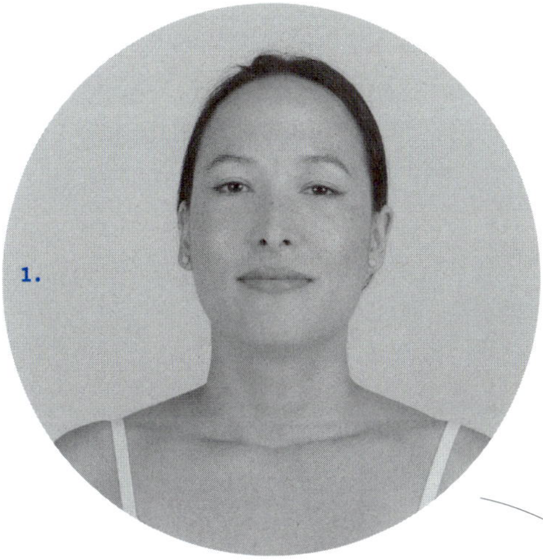

1.

Paso 1. Mira al frente con la espalda bien recta y el rostro relajado. Haz una respiración profunda por la nariz.

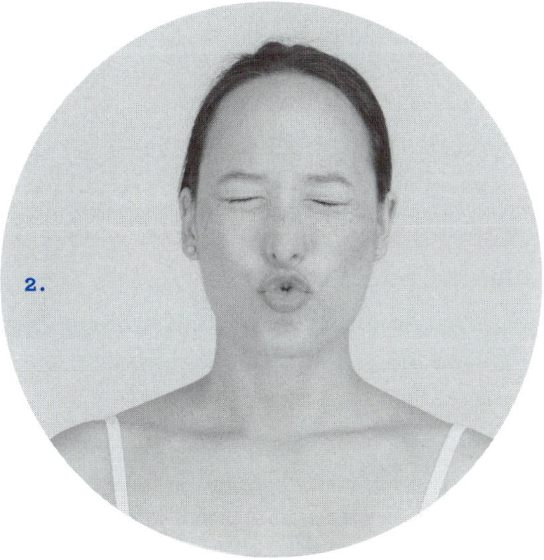

2.

Paso 2. Lleva todos los músculos del rostro hacia la punta de la nariz, arrugándolos al máximo, y exhala por la boca emitiendo un «shhhhh» hasta que te quedes sin aire. No debes cerrar los dientes, sino dejar un pequeño espacio entre ellos.

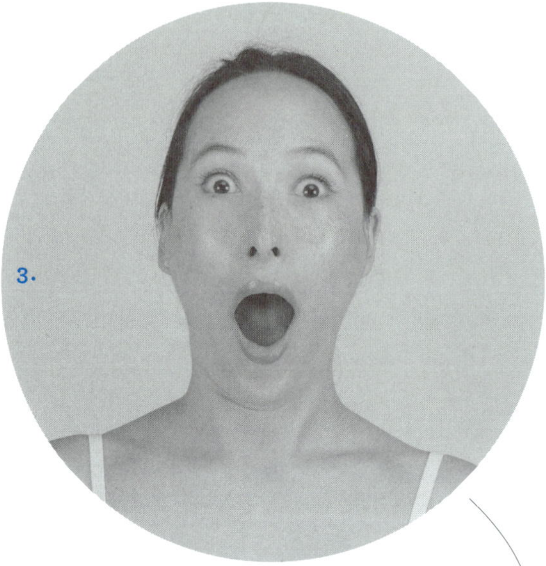

3.

Paso 3. Una vez saques todo el aire, inhala haciendo «PA» con la boca y extendiendo todo tu rostro. Abre bien la boca y los ojos como si quisieras exagerar una cara de sorpresa.

Mantén la postura de 5 a 10 segundos.

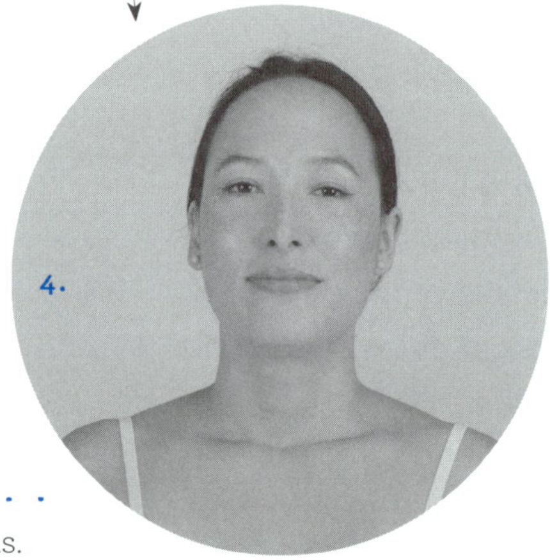

4.

Paso 4. Relaja el rostro. Para conseguir una buena relajación, cierra los ojos y haz un par de respiraciones profundas. Si notas calorcito en el rostro, significa que estás trabajando eficazmente los músculos de la cara.

Repite este ejercicio 3 veces seguidas.

Consejo

Es importante que no subas las cejas ni arrugues la frente. Para evitarlo, te irá bien llevar la consciencia a expandir los músculos de la cara hacia los laterales. Si piensas en expandir de forma vertical (hacia arriba y hacia abajo), será más fácil que arrugues la frente.

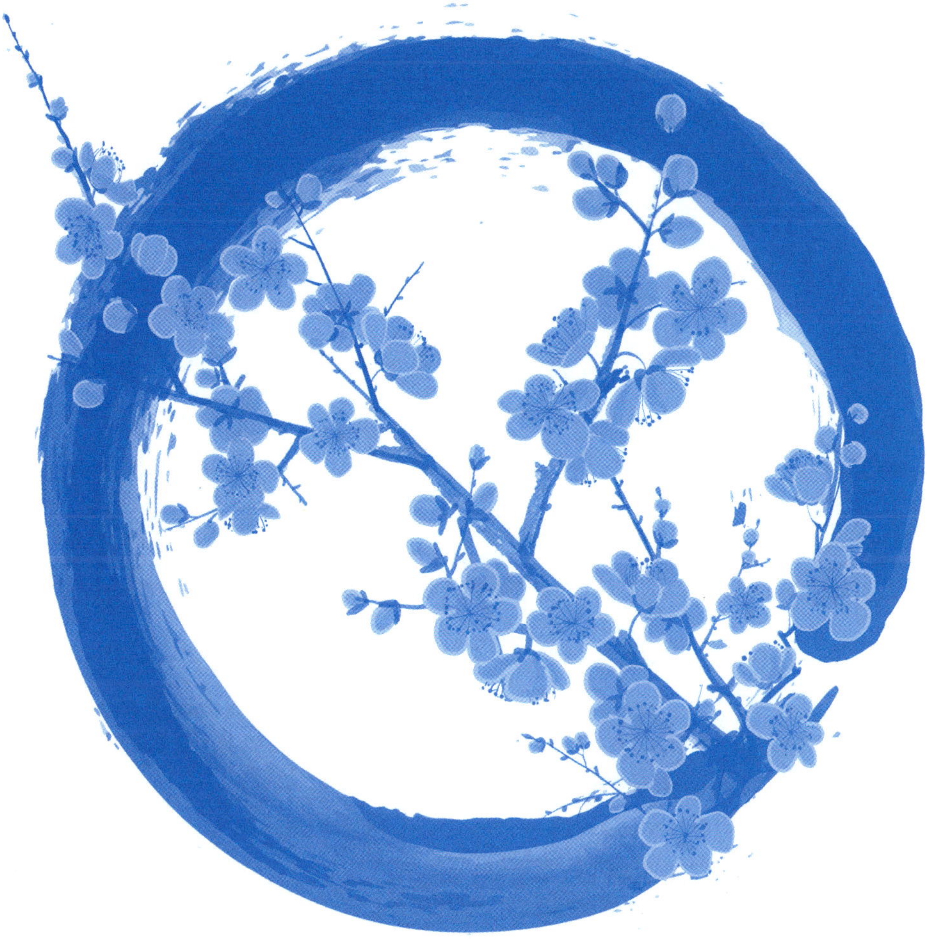

Para definir el contorno de la cara

La flacidez facial suele darse con el tiempo, principalmente porque la piel pierde elasticidad y volumen. Cuando hay mucha flacidez, se ve menos marcado el contorno de la cara. En Japón, a esto se le llama «cara de bulldog», por motivos evidentes. Para eliminar y prevenir la cara de bulldog, lo mejor es combatirla cuanto antes mediante ejercicios. Nada más detectes que empieza a desaparecer la línea de la mandíbula, ponte a practicar este ejercicio.

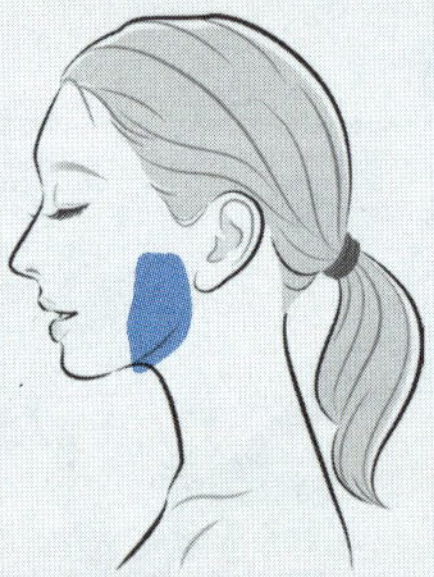

Pricipalmente el músculo pterigoideo externo.
Al fortalecer este músculo, se consigue una mayor sujeción de la carne de la mejilla.

Zona que trabajar

Beneficios

Define una bonita línea de la mandíbula.

Elimina la papada.

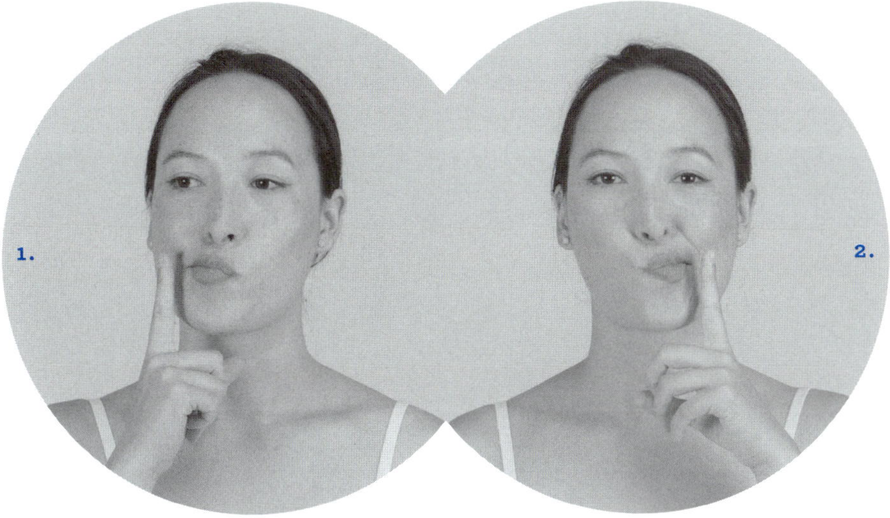

Dibuja una «U» con los labios y llévalos todo lo que puedas hacia la izquierda. Seguramente te ayude señalar la zona con un dedo: así tendrás una referencia visual. Mantén la postura durante 5 segundos (recuerda seguir respirando). Haz el mismo movimiento hacia la derecha y mantén 5 segundos más.

Repite este ejercicio
2 veces a cada lado
1 vez al día.

CONSEJO

Cuando realices este ejercicio, lleva la consciencia hacia la zona de la mandíbula que estás estirando.

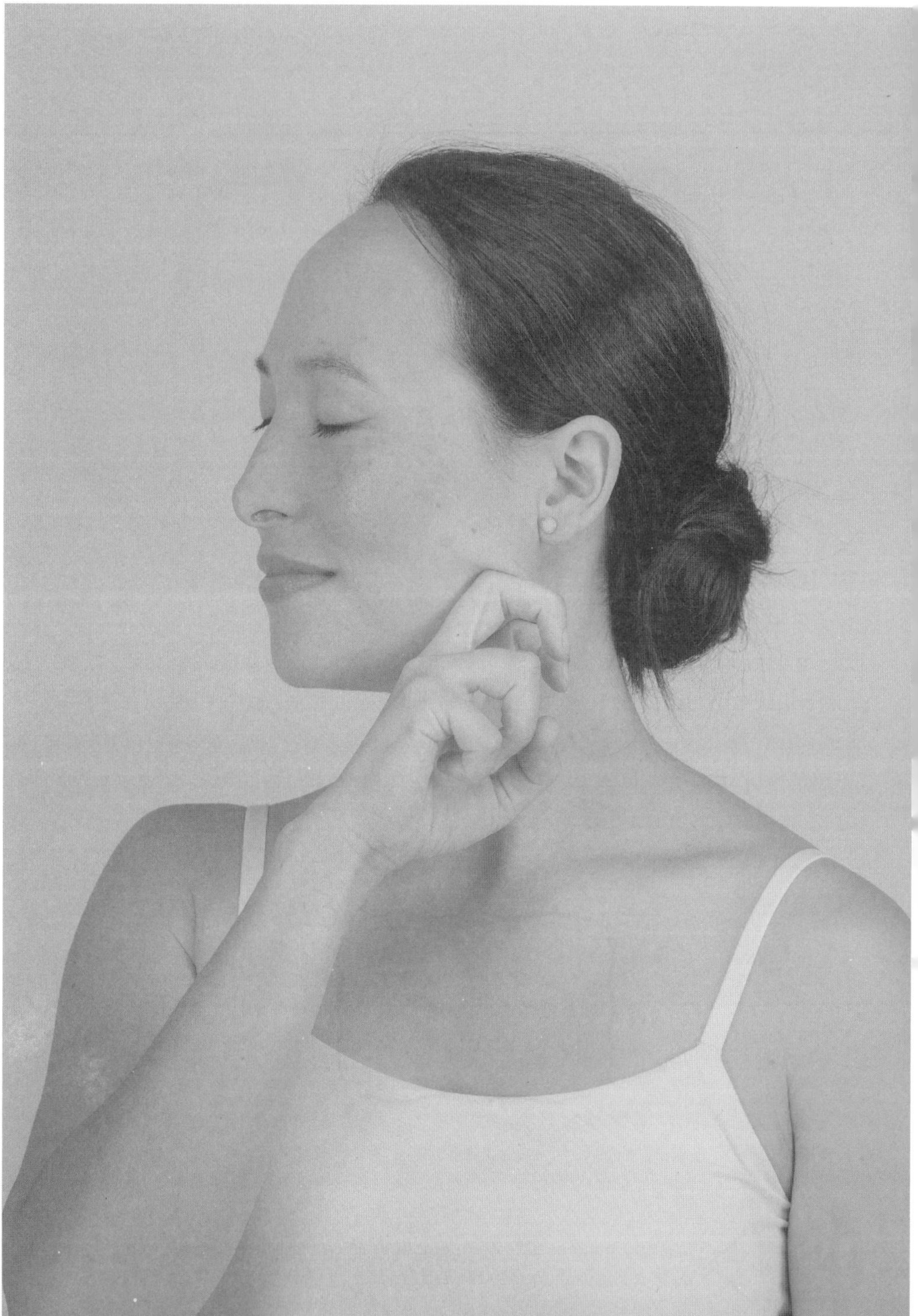

| Masaje |

Aplícate una crema hidratante o un aceite en la zona de la mandíbula.

Dobla el dedo índice y corazón y masajea la línea de la mandíbula, empezando desde la barbilla hasta llegar a la oreja, aplicando una fuerza moderada.

El contorno de la mandíbula debe quedar entre el dedo índice y el corazón.

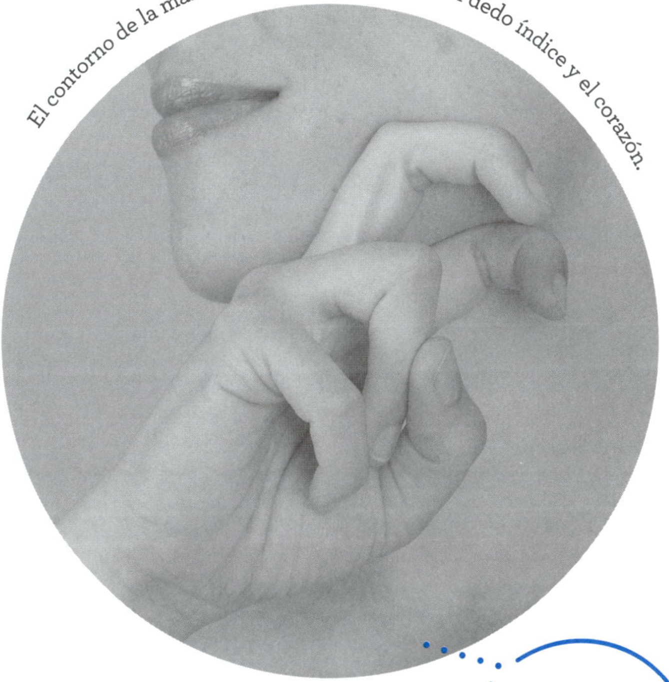

Haz 5 repeticiones de este masaje a cada lado.

Ejercicio a-i-u-e-o

Este ejercicio consiste simplemente en pronunciar todas las vocales siguiendo el abecedario japonés, lentamente y gesticulando al máximo cada letra. Es uno de los más populares en Japón, seguramente por su sencillez y eficacia.

Es ideal realizarlo en último lugar para finalizar la práctica, o cuando no tienes tiempo y quieres hacer un ejercicio que sea completo y aporte varios beneficios a la vez.

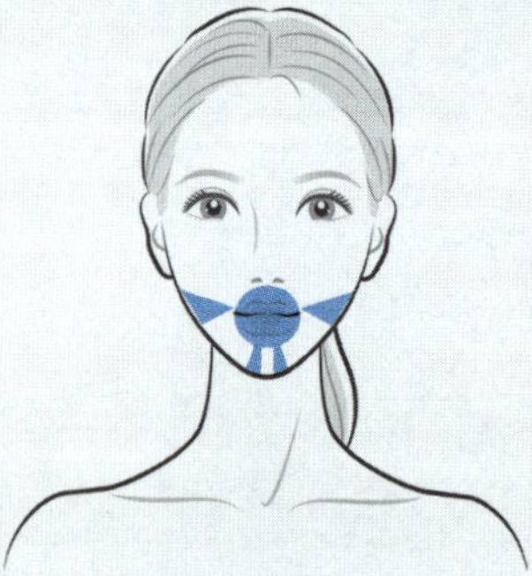

Músculo orbicular de la boca y sus alrededores

Zona que trabajar

Beneficios

Combate la flacidez.

Elimina los surcos nasogenianos.

Relaja los músculos faciales.

Relaja la mandíbula.

Mejora la circulación y aporta un color saludable.

Pronuncia lentamente cada letra durante 2 segundos en el orden indicado. Haz 5 repeticiones seguidas 1 vez al día.

Debes tener en cuenta los siguientes puntos al pronunciar cada vocal.

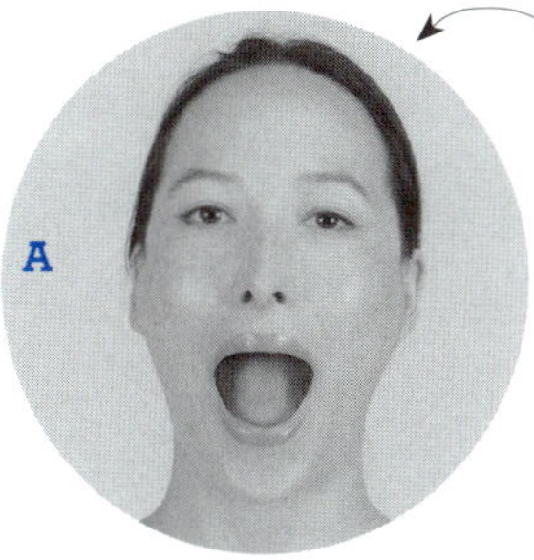

A. Para pronunciar la «A», abre mucho la boca, llevando sobre todo la atención a la parte superior e inferior.

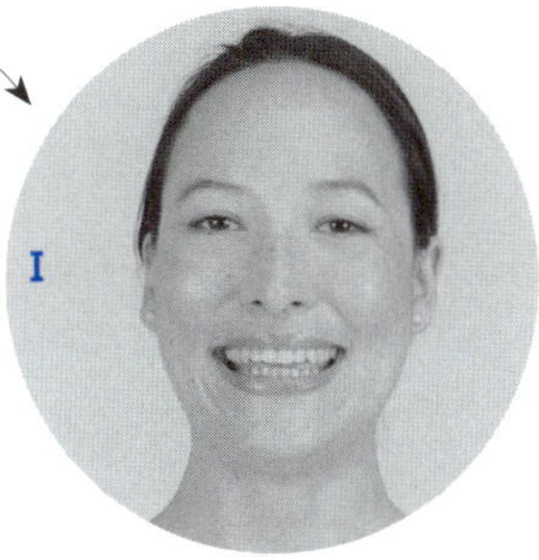

I. Para vocalizar la «I» extiende la boca todo lo que puedas hacia ambos lados.

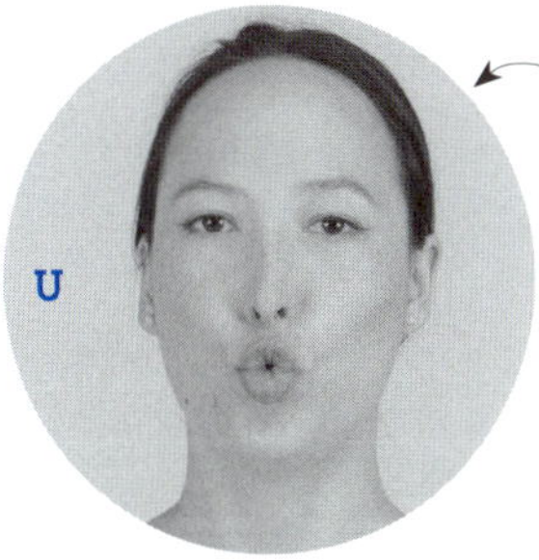

U. Para formar la «U» cierra bastante los labios y sácalos hacia delante.

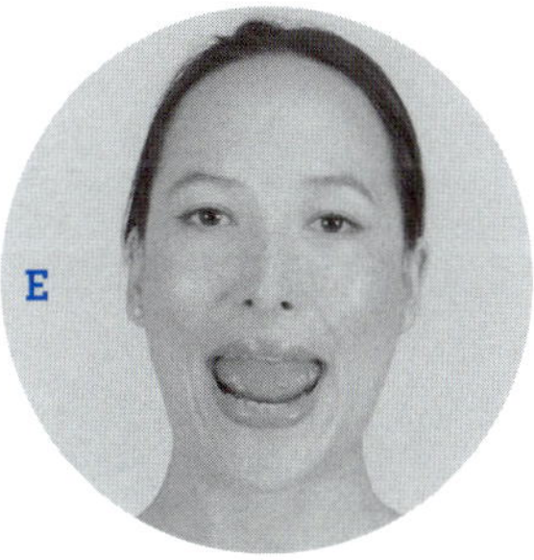

E. Para pronunciar la «E» debes esbozar una sonrisa y levantar la comisura de los labios.

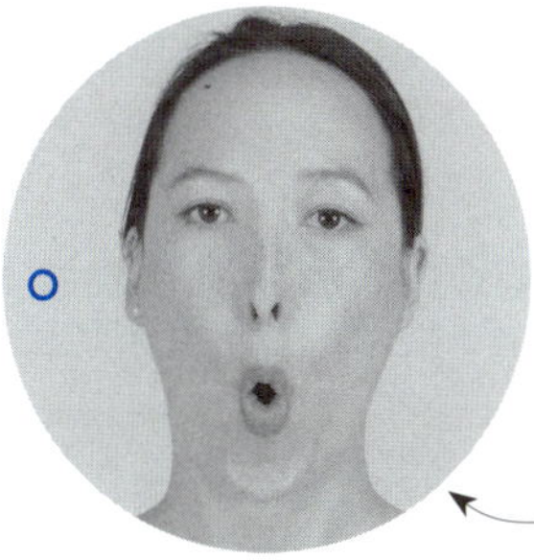

O. Mientras abres bien la boca para formar la «O», lleva la consciencia en extender la zona de debajo de la nariz.

Consejo

Cuando cambies de una letra a otra, haz movimientos lentos y conscientes.

Para destensar el cuero cabelludo

Aunque es común dedicar tiempo a cuidar el rostro u otras partes del cuerpo, a menudo descuidamos nuestro cuero cabelludo. Sin embargo, masajear esa zona ofrece grandes beneficios y nos ayuda a mejorar el aspecto tanto del cabello como de la piel del rostro.

El masaje del cuero cabelludo aporta mayor firmeza, elasticidad y brillo al cabello. Además, nos ayuda a evitar la pérdida de cabello y a reducir las canas. En cuanto al rostro, previene y reduce la flacidez y las arrugas, especialmente las de la frente y los surcos nasogenianos. Esto se debe a que la cara y el cuero cabelludo están formados por una misma capa de piel. Por consiguiente, si tenemos esta zona tensa, es más fácil que se formen arrugas en el rostro y que tengamos una mala circulación.

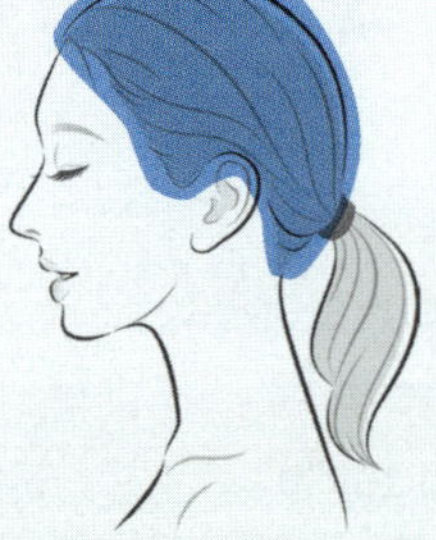

Cuero cabelludo

Zona que trabajar

Beneficios

Aporta firmeza y elasticidad al pelo.
Da brillo al cabello.
Evita la caída del cabello.
Reduce las canas.
Previene y reduce la flacidez del rostro.
Combate las arrugas (sobre todo es eficaz para reducir las de la frente y los surcos nasogenianos).

Para el masaje del cuero cabelludo, utilizarás principalmente la yema de los dedos. Cuando lo realices, pon especial atención en llevar los dedos por debajo del cabello para que las yemas toquen directamente el cuero cabelludo. Trata de ejercer presión y masajea de forma que los dedos muevan la piel. No debes frotar la cabeza, sino más bien mover el cuero cabelludo para que este se relaje.

Es una zona que suele acumular tensión con el estrés, así que aprovecha este momento para relajarte y regalarte este masaje tan placentero.

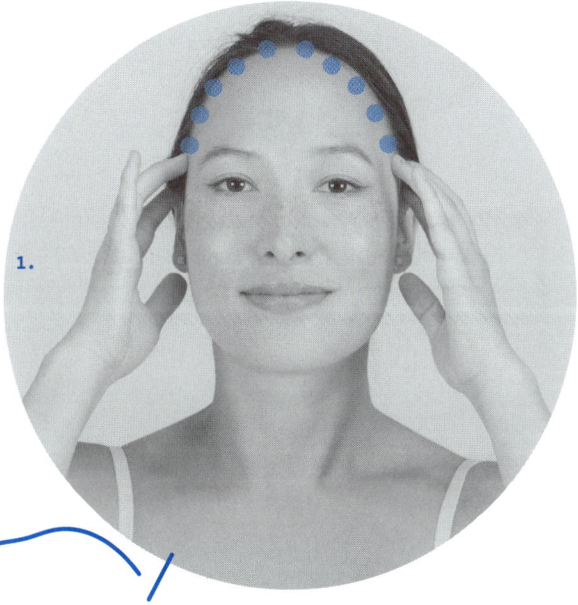

Dedica como mínimo 30 segundos.

Paso 1. Masajea el nacimiento del cabello, dibujando pequeños círculos desde los laterales de las orejas hasta llegar a la parte más alta de la frente.

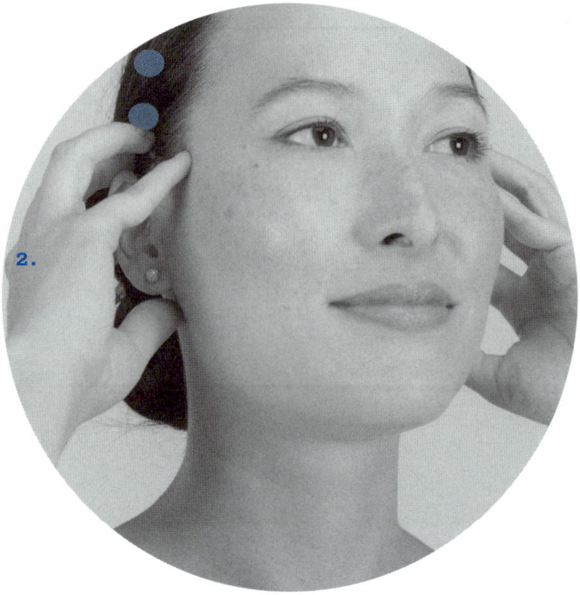

Es como si quisieras llevar la piel del cuero cabelludo hacia arriba.

Paso 2. Masajea los laterales de la cabeza. Debes hacer este masaje en 5 niveles, siendo el primero alrededor de las orejas y el quinto, en la coronilla. Empieza llevando las yemas de los dedos alrededor de las orejas y masajea de forma circular. Cuenta lentamente unos 5 segundos.

A continuación, desliza las manos un poquito más arriba y vuelve a realizar este movimiento durante 5 segundos más.

Cuando termines, sube un poco más. Ve haciendo estos movimientos hasta llegar a la coronilla.

Paso 3. Masajea desde la frente a la coronilla. Esta vez lo harás en 3 niveles.

Coloca la yema de los dedos justo por encima de la frente y masajea de nuevo trazando círculos. Cuenta 5 segundos y desliza las manos un poquito hacia atrás. Masajea de nuevo.

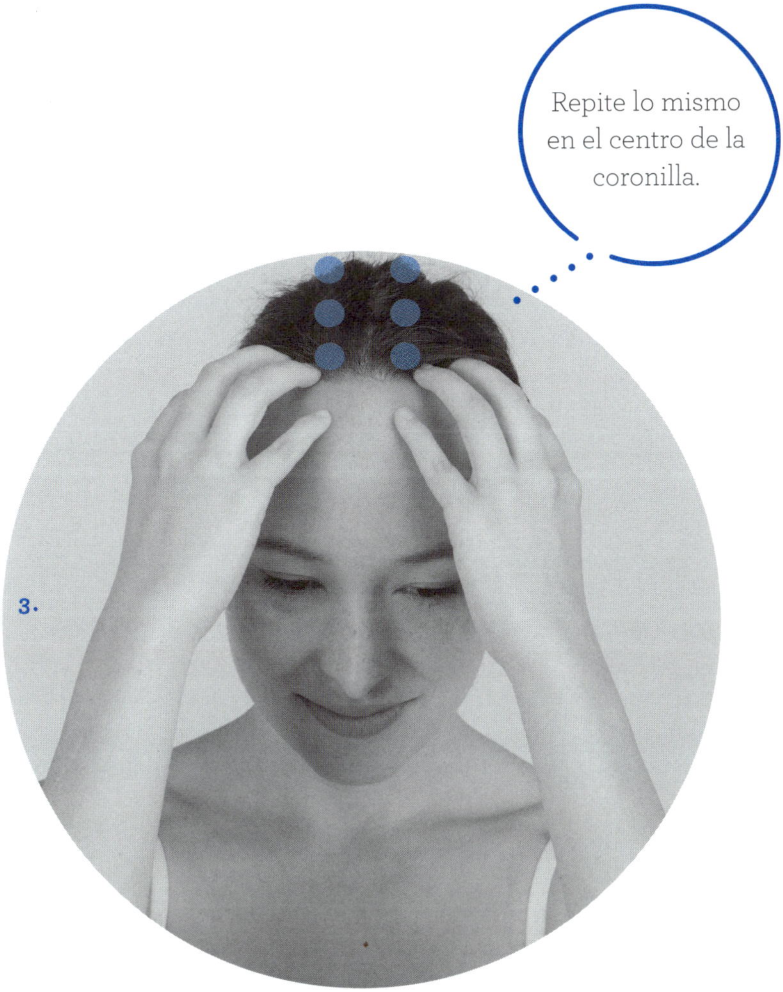

Paso 4. Masajea desde la parte superior de la nuca hasta la coronilla.

Coloca la yema de los dedos en la parte superior de la nuca y masajea dibujando círculos durante 5 segundos.

Desliza los dedos un poco hacia arriba y masajea de nuevo 5 segundos más. Deberás ir subiendo hasta llegar a la coronilla.

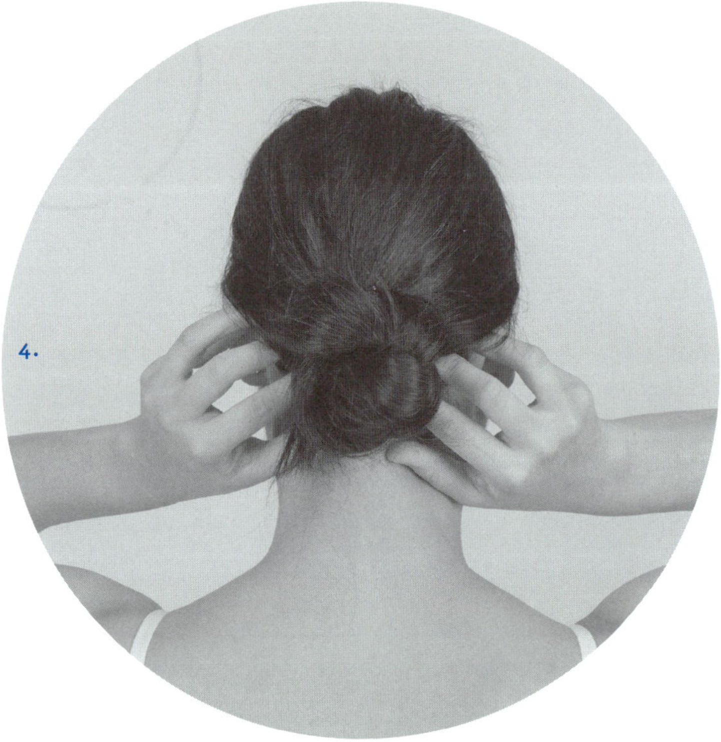

Realiza este masaje en 5 niveles.

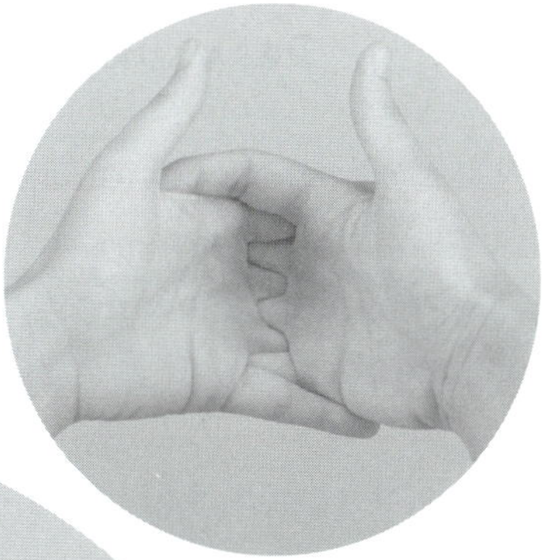

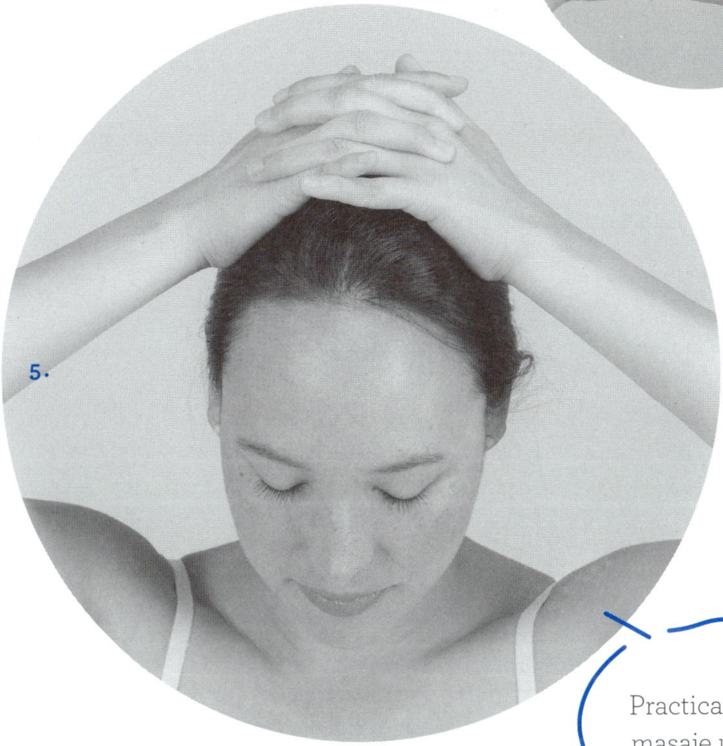

5.

Practica este masaje unos 30 segundos.

Paso 5. Masajea la coronilla.

Para terminar, entrelaza los dedos de las manos y masajea la coronilla con la parte acolchada de las manos, ejerciendo presión hacia el centro.

Para suavizar las arrugas de la frente

Las arrugas suelen aparecer en la frente por varios motivos; los más comunes son la disminución de la grasa subcutánea y el hábito de levantar las cejas inconscientemente cuando nos expresamos. Por ello es importante que detectemos en qué momentos solemos hacer este gesto y tratemos de reducir las veces que lo hacemos conscientemente.

Por otro lado, al fortalecer la musculatura de la frente (y, más en concreto, el músculo frontal), podemos ganar masa muscular en esta zona, lo que conlleva un efecto *lifting*.

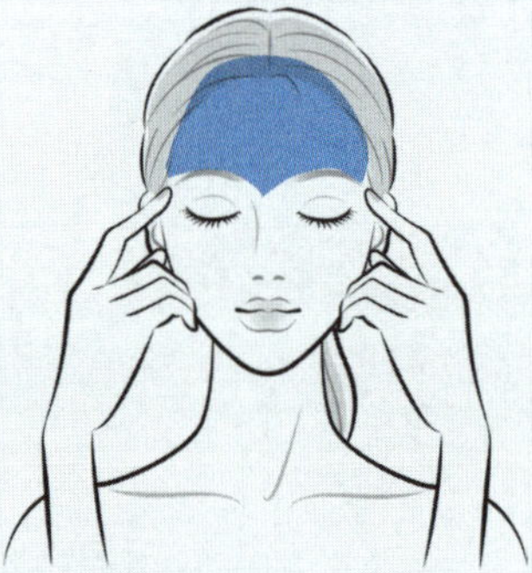

Músculo frontal y músculo orbicular de los ojos

Zona que trabajar

Beneficios

Elimina las arrugas de la frente.

Combate los párpados caídos.

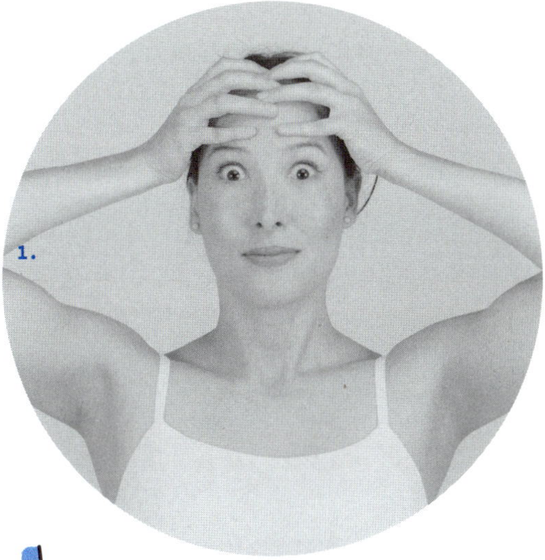

Paso 1. Sujeta la frente con ambas manos para que no se formen arrugas. Coloca los meñiques por encima de las cejas y abre los ojos bien grandes durante 2 segundos.

Si notas que la frente se arruga, presiona ligeramente hacia abajo con el anular y el meñique.

CONSEJO

Al abrir los ojos, trata de crear una expansión en todas direcciones. Imagina que quieres llevar el globo ocular hacia delante.

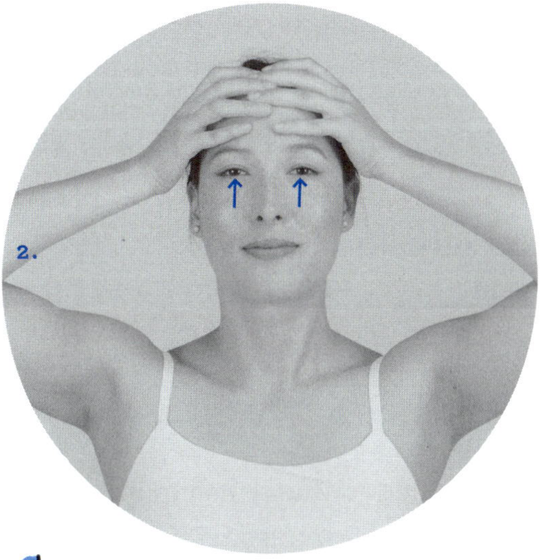

Paso 2. Poco a poco ve entrecerrando los ojos como si te molestase la luz del sol, pero sin llegar a fruncir el ceño. Mantén el gesto durante 2 segundos.

CONSEJO

Cuando vayas entrecerrando los ojos, lleva la atención al párpado inferior y trata de llevarlo hacia arriba. Al principio puede resultar difícil, pero con la práctica te irá saliendo.

CONSEJO Recuerda mantener los hombros relajados mientras haces este ejercicio.

Paso 3. Repite la secuencia anterior 3 veces seguidas y relaja la cara, cerrando los ojos.

Si lo trabajas correctamente, notarás como un calorcito alrededor de los ojos. Es una señal de que ha mejorado la circulación.

Déjate sentir esta sensación durante un par de segundos más y abre los ojos.

3.

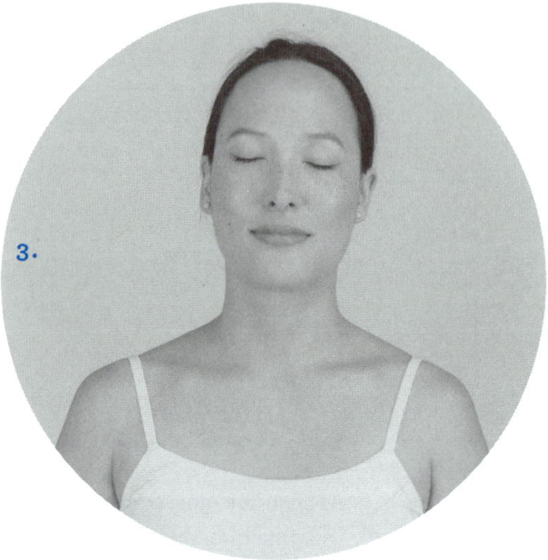

Realiza este ejercicio con las 3 repeticiones 2 veces al día.

¡Hacer un masaje en la frente también es efectivo!

| Masaje |

Dobla los dedos y coloca la segunda falange desde el meñique hasta el dedo índice sobre la frente. Masajea con movimientos circulares.

Con este masaje no solamente se atenuarán las arrugas, sino que también conseguirás una piel más firme.

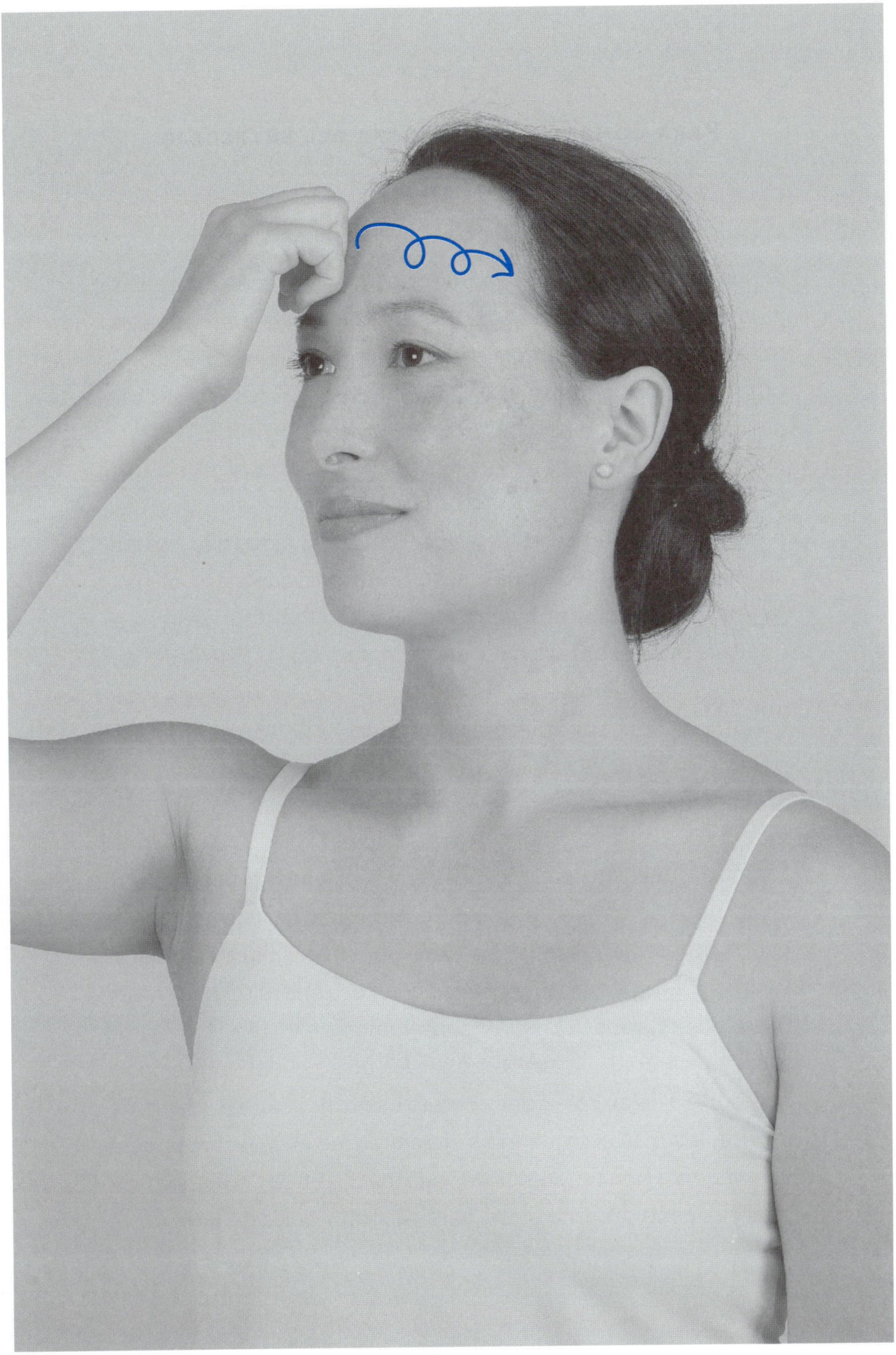

Para combatir las arrugas del entrecejo

Las arrugas del entrecejo pueden dar un aspecto de cansancio o enfado al rostro. Estas arrugas se generan principalmente por la costumbre que tenemos de fruncir el ceño en nuestra vida cotidiana; por ejemplo, cuando nos expresamos, cuando reflexionamos o cuando nos esforzamos al leer un texto escrito en letra pequeña. Esto también incluye los gestos que hacemos de forma involuntaria mientras dormimos.

Podemos procurar no fruncir el ceño mientras estamos despiertos pero evitarlo mientras dormimos es algo más complicado. De ahí que en Japón sea común utilizar parches para sujetar esta zona, inmovilizando la musculatura mientras se duerme. Si al levantarte ves que se te marcan las líneas del entrecejo y van disminuyendo durante el día, es muy probable que frunzas el ceño mientras duermes. Si no tomas medidas para cuidar esta zona, las arrugas irán haciéndose cada vez más profundas y se harán permanentes.

Cuando fruncimos el ceño, utilizamos diversos músculos que se encuentran alrededor del entrecejo, como el músculo corrugador superciliar, el músculo depresor superciliar y el músculo prócer. Las personas que tienen la costumbre de hacer este gesto suelen tener rígida la zona donde se encuentran estos músculos. Por ello, para combatir las arrugas del entrecejo es necesario relajar esta zona. En este sentido, es más eficaz recurrir a los masajes que a los ejercicios faciales. Además, será conveniente prestar atención y darnos cuenta de cuándo fruncimos el ceño durante el día para procurar dejar de hacerlo.

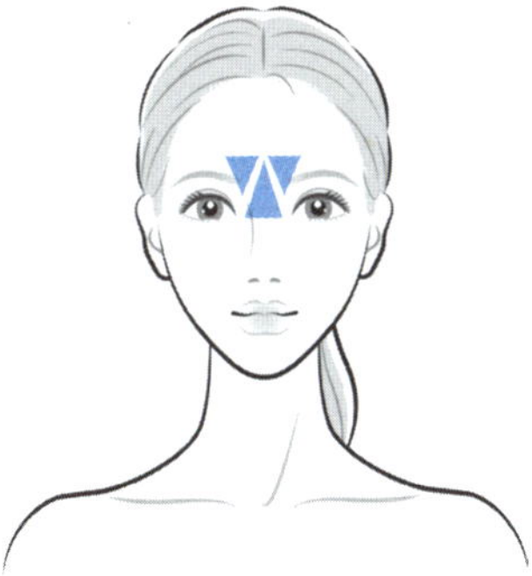

Músculo depresor superciliar
y músculo prócer

ZONA QUE TRABAJAR

BENEFICIOS

Disminuye las arrugas verticales del entrecejo.

Reduce las arrugas horizontales que se forman sobre la nariz.

| Masaje 1 |

RELAJA EL MÚSCULO DEPRESOR SUPERCILIAR

1.

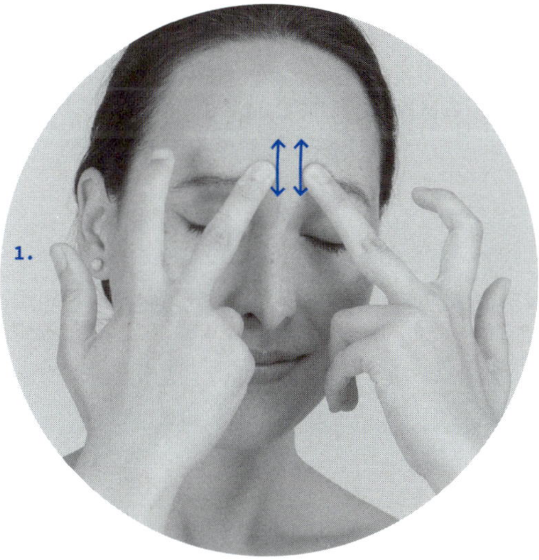

Apoya la yema de los dedos corazón en el nacimiento de las cejas y masajea hacia arriba y hacia abajo durante 1 minuto sin deslizar los dedos y procurando no frotar la piel. Debes aplicar bastante fuerza.

CONSEJO

Mientras realices este masaje, trata de extender la piel del centro hacia los laterales con los dedos.

| Masaje 2 |

Relaja el músculo prócer

Este masaje debe realizarse con suavidad.

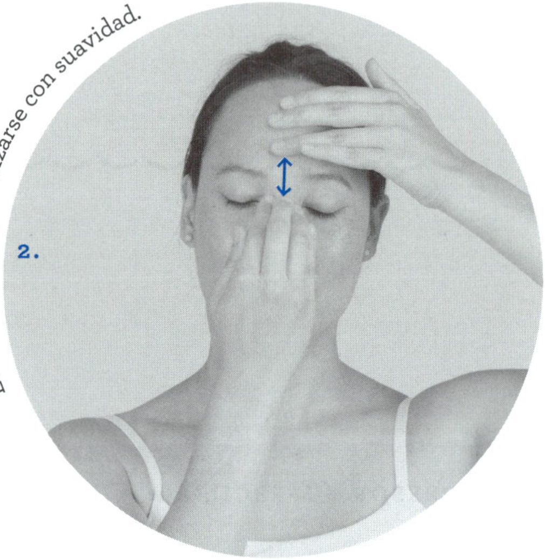

2.

Sujeta la frente por encima del entrecejo con la yema de los dedos índice, corazón y anular. Luego lleva la yema de los tres dedos de la mano contraria por encima de la giba nasal (justo por donde se sujetarían las gafas). Masajea con movimientos de arriba abajo sin deslizar los dedos ni frotar la piel durante 1 minuto.

| Masaje 3 |

Hidrata y relaja ambos músculos

Una vez hayas hecho los dos masajes anteriores, aplica un poco de crema hidratante o un aceite a la zona. Después junta los dedos de las dos manos y masajéala con las yemas de arriba abajo durante 1 minuto. Esta vez sí, deslizando los dedos pero procurando no frotar la piel.

Atención: no debes frotar la piel con los dedos durante ninguno de los masajes.

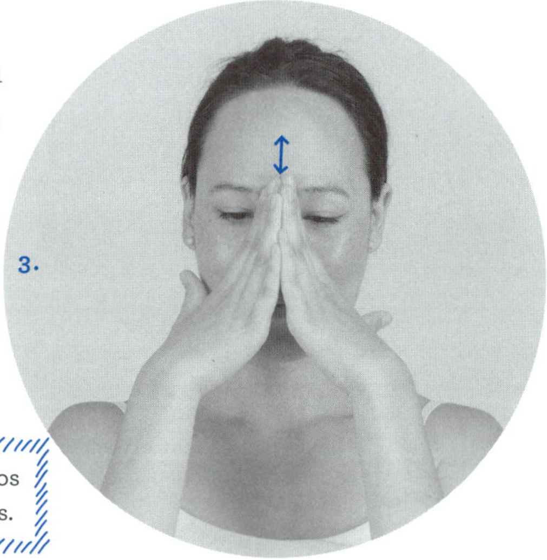

3.

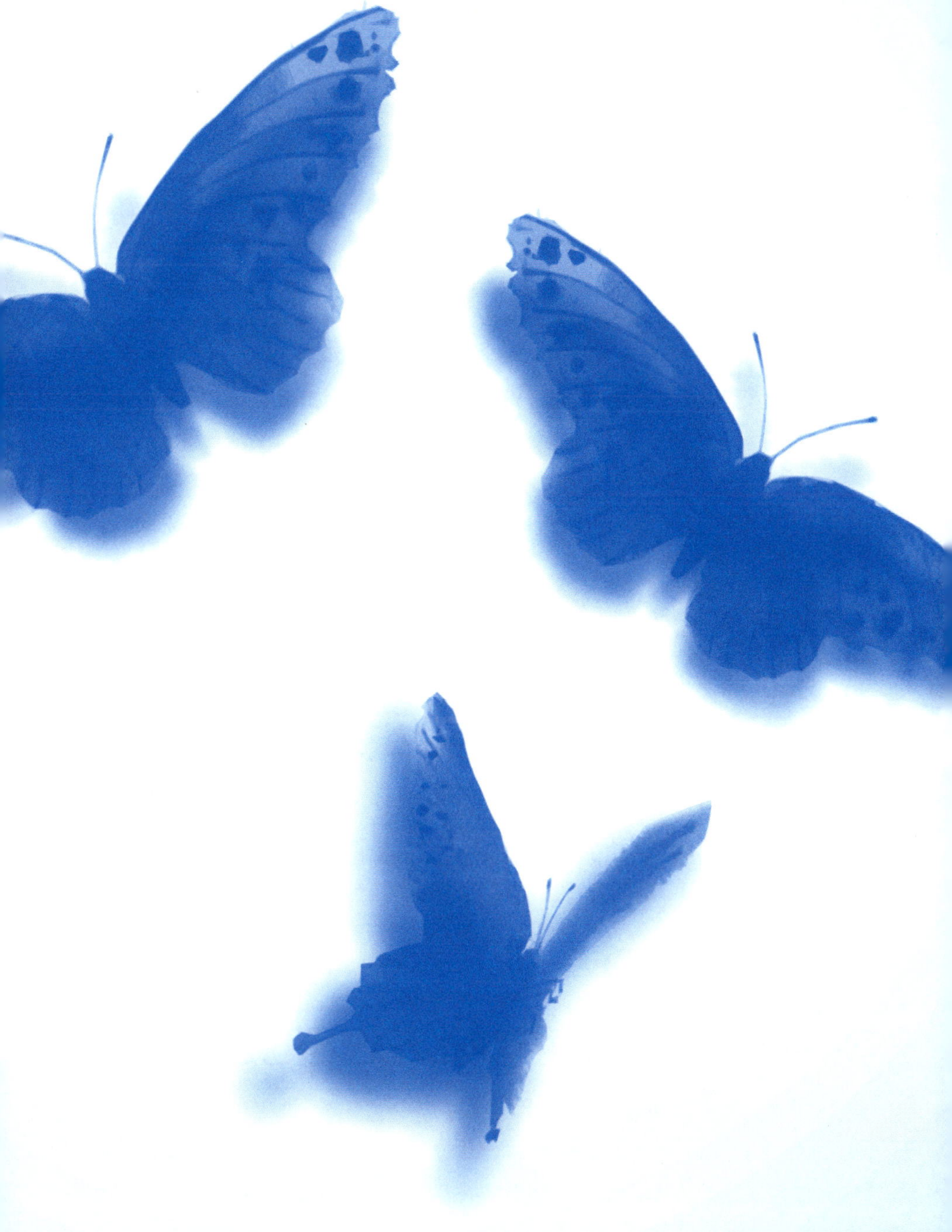

Masaje de orejas

Los masajes en las orejas son ideales para incorporarlos a nuestra rutina de belleza. Aunque no vamos a cambiar la forma de nuestras orejas, estos masajes tienen múltiples beneficios a nivel de salud y bienestar. En primer lugar, se reduce la fatiga visual, ya que tirar de las orejas relaja el nervio óptico y favorece el flujo sanguíneo. Por otro lado, se activa el metabolismo, mejorando la circulación sanguínea y la oxigenación de todo el cuerpo. Esto, a su vez, mejora el drenaje linfático, al favorecerse la eliminación de líquidos y de sustancias de desecho. En otras palabras, tiene un efecto *lifting*. Por si esto fuera poco, potenciar la distribución del oxígeno por el cuerpo nos ayuda a calmar los nervios y a relajarnos.

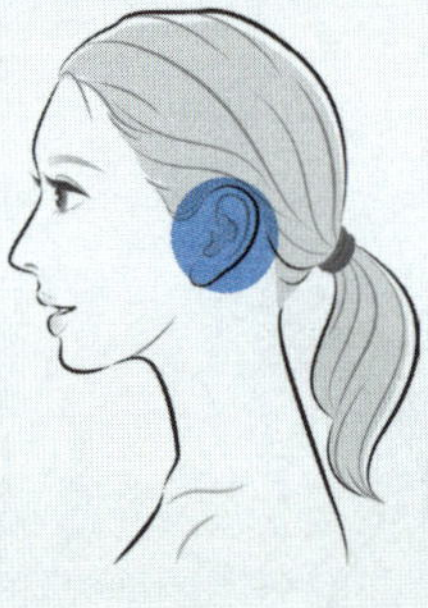

Zona que trabajar

Beneficios

Reduce la fatiga visual.

Activa el metabolismo.

Tiene un efecto *lifting*.

Calma los nervios (efecto antiestrés).

Facilita el sueño.

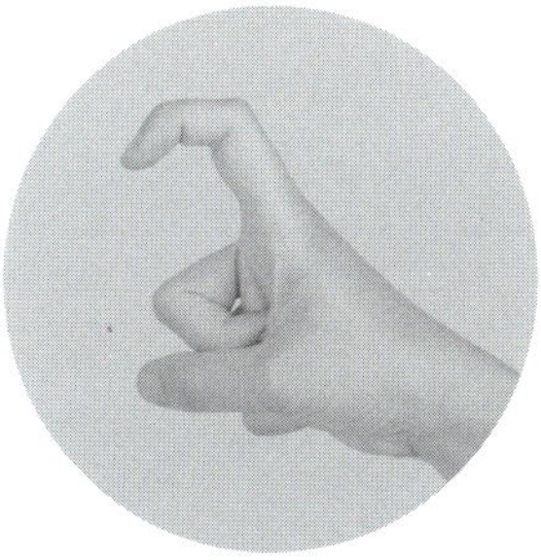

Paso 1. Dobla el dedo índice e introduce el nudillo en el interior de la oreja. Pellizca la oreja llevando el pulgar por detrás y estira ligeramente la oreja 2 veces hacia arriba, 2 veces hacia el lateral y 2 veces hacia abajo.

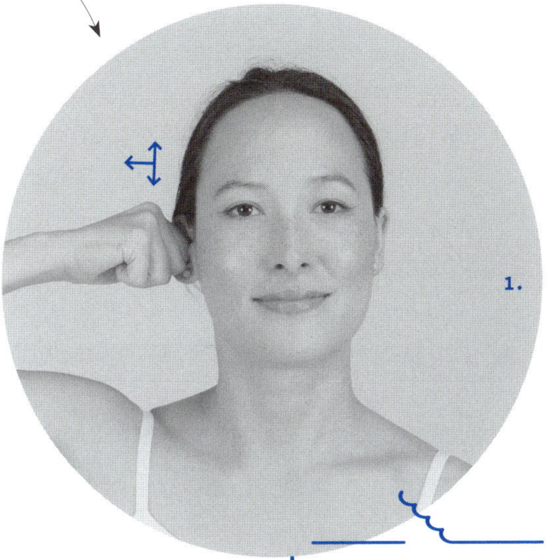

Realiza 3 repeticiones.

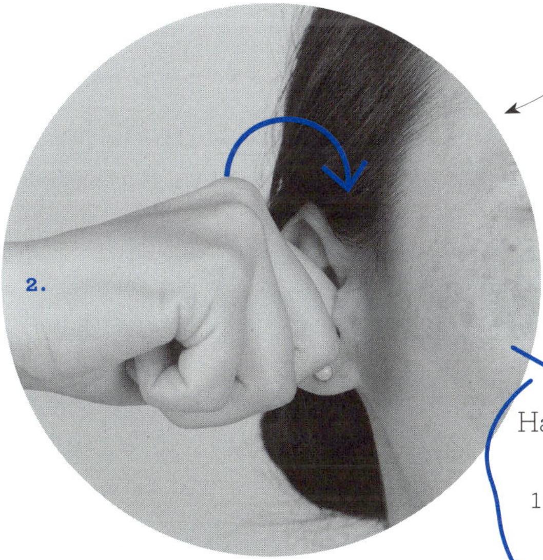

Paso 2. Con la mano en la misma posición, haz 5 círculos hacia atrás y 5 círculos hacia delante.

Haz el ejercicio completo 1 vez en cada oreja.

Para afinar la nariz

Relajar la musculatura alrededor de la nariz logra que las alas nasales queden más recogidas hacia el centro, lo cual hace que la nariz se vea más fina.

Te muestro un ejercicio y un masaje a tal efecto, que podrás combinar o realizar por separado según el tiempo que quieras dedicar y tus preferencias. Además, presionando el punto de acupresión (paso 1 del masaje) conseguirás destapar las fosas nasales y mejorar considerablemente la respiración. Esta es una práctica que puedes utilizar en cualquier momento fuera de tu rutina de belleza para respirar mejor y, por consiguiente, ganar salud.

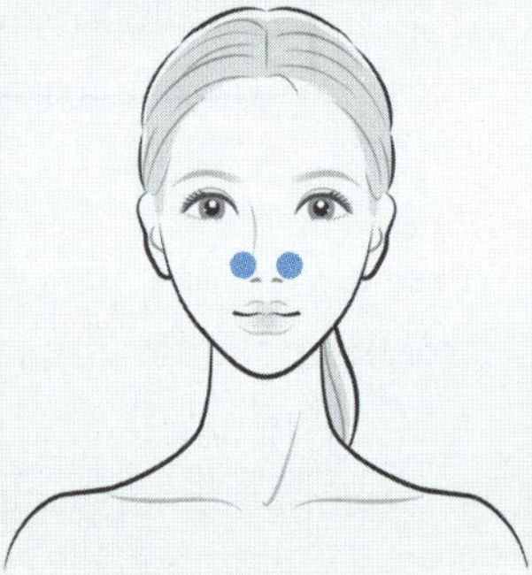

Alas de la nariz

Zona que trabajar

Beneficios

Mejora la circulación de la nariz y la deshincha.

Las alas de la nariz quedan más recogidas.

Mejora la respiración nasal.

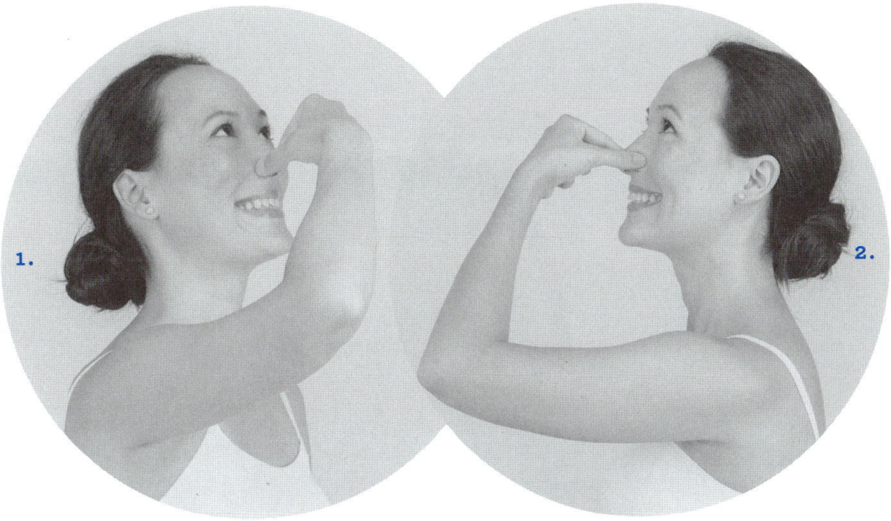

Sonríe procurando llevar las comisuras de los labios hacia arriba. Pellizca las alas de la nariz con el índice y el pulgar ejerciendo una presión que te resulte cómoda y estira la nariz hacia un lado, deslizando ligeramente los dedos hacia arriba. Respira 3 veces por la boca mientras mantienes esta ligera presión y sonríes.

Haz el mismo movimiento estirando hacia el lado contrario.

Realiza de 2 a 3 repeticiones.

CONSEJO

Atención: no debes hacer una fuerza excesiva al pellizcar la nariz. En ningún momento debes notar dolor.

| Masaje |

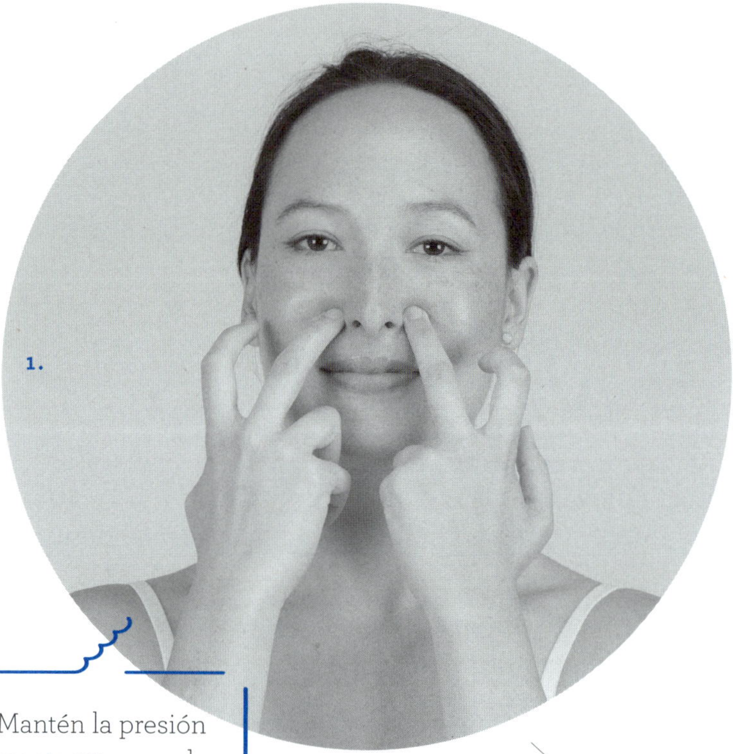

1.

Mantén la presión durante 30 segundos.

Paso 1 (punto de acupresión). Lleva la yema de los dedos corazón al pequeño hueco que hay justo al lado de las alas de la nariz y haz presión con una fuerza moderada.

Aquí se encuentran unos puntos de acupresión que sirven para destapar los orificios de la nariz. Al apretarlos, activamos la circulación sanguínea. Si te fijas, al terminar, notarás una sensación de «ligereza» en esta zona.

Paso 2. Lleva el dedo índice y corazón al lado de las alas de la nariz. Masajea haciendo pequeños círculos hacia el centro, como si quisieras estrechar un poco los orificios de la nariz.

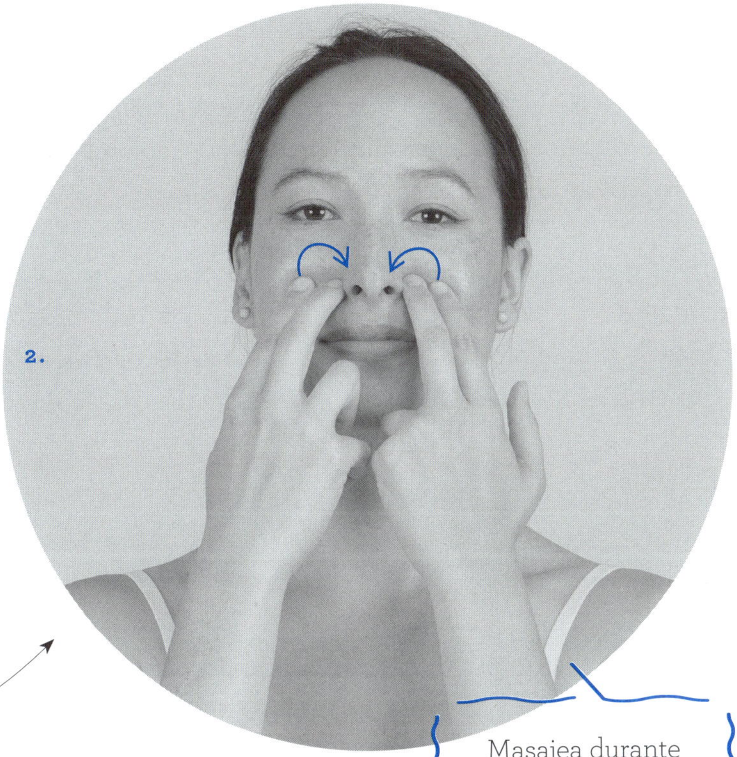

Masajea durante 30 segundos.

Consejo

No hace falta que al masajear aprietes la nariz con los dedos corazón, cerrando los orificios, sino que más bien debes trazar los círculos sin tocarla.
Como no se toca directamente la nariz, este masaje es ideal para personas con acné.

Para atenuar las patas de gallo y las bolsas de los ojos

Fortalecer el músculo orbicular (el músculo del contorno del ojo) tiene grandes ventajas, ya que además de bolsas y ojeras, nos ayuda a reducir las arrugas que se forman en esta zona tan delicada. Sobre todo, a partir de los treinta años suelen aparecer pequeñas arrugas horizontales en el párpado inferior y en los laterales de los rabillos del ojo. Estas últimas se conocen coloquialmente como «patas de gallo».

Con el siguiente ejercicio fortalecerás el músculo orbicular y conseguirás un efecto *lifting* que te ayudará a reducir estas arrugas de expresión. Recuerda que la piel alrededor de los ojos es sumamente fina (diez veces más que la del resto del cuerpo), por lo que, además de los ejercicios, es muy importante que la mantengas bien hidratada y protegida de los rayos del sol.

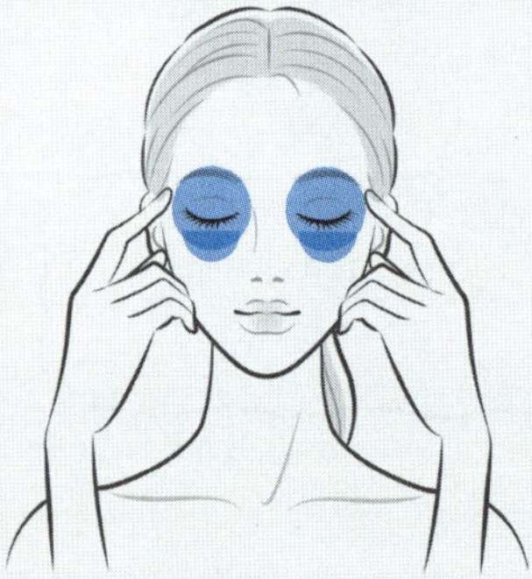

Músculo orbicular de los ojos

Zona que trabajar

Beneficios

Elimina las bolsas.

Reduce las arrugas de debajo de los ojos.

Disminuye las patas de gallo.

Con la vista al frente y el rostro relajado, lleva la mirada hacia arriba. A continuación, activa la zona del párpado inferior, llévalo hacia arriba y mantenlo justo en el punto antes de que se te cierren los ojos. Mantén durante 5 segundos.

Si notas un temblor en el párpado inferior, es señal de que se está fortaleciendo la musculatura.

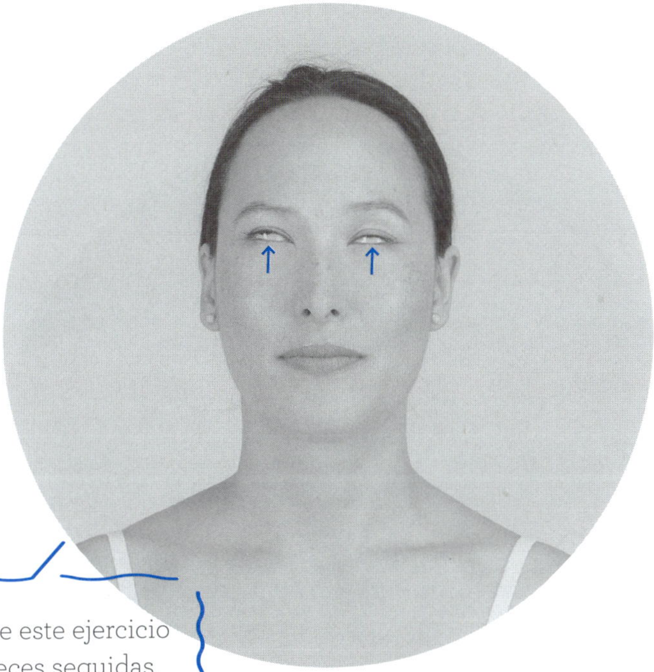

Repite este ejercicio 10 veces seguidas.

Para un cuidado intensivo, realiza este ejercicio 2 veces al día.

Consejo Ten cuidado de no arrugar la frente. Si se te forman arrugas sin querer, realiza este ejercicio sujetando la frente con una o ambas manos.

| Masaje |

Este masaje te servirá para reducir las patas de gallo.

Cuando apliques la crema del contorno de ojos en tu rutina diaria, asegúrate de hidratar bien la piel donde se suelen formar las patas de gallo. Para ello, pon una mano en forma de tijera y expande la parte externa del rabillo del ojo. Con la otra mano aplica un poco de crema, masajeando en pequeños círculos.

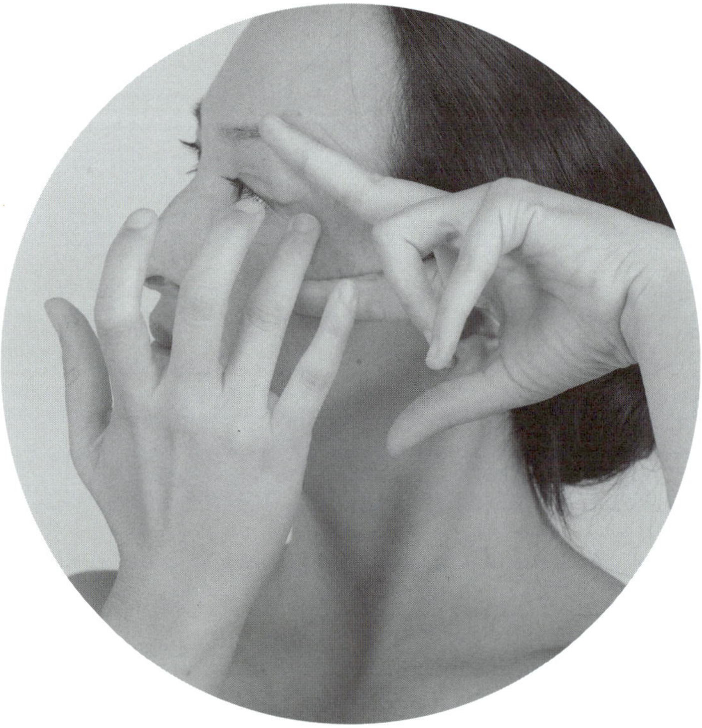

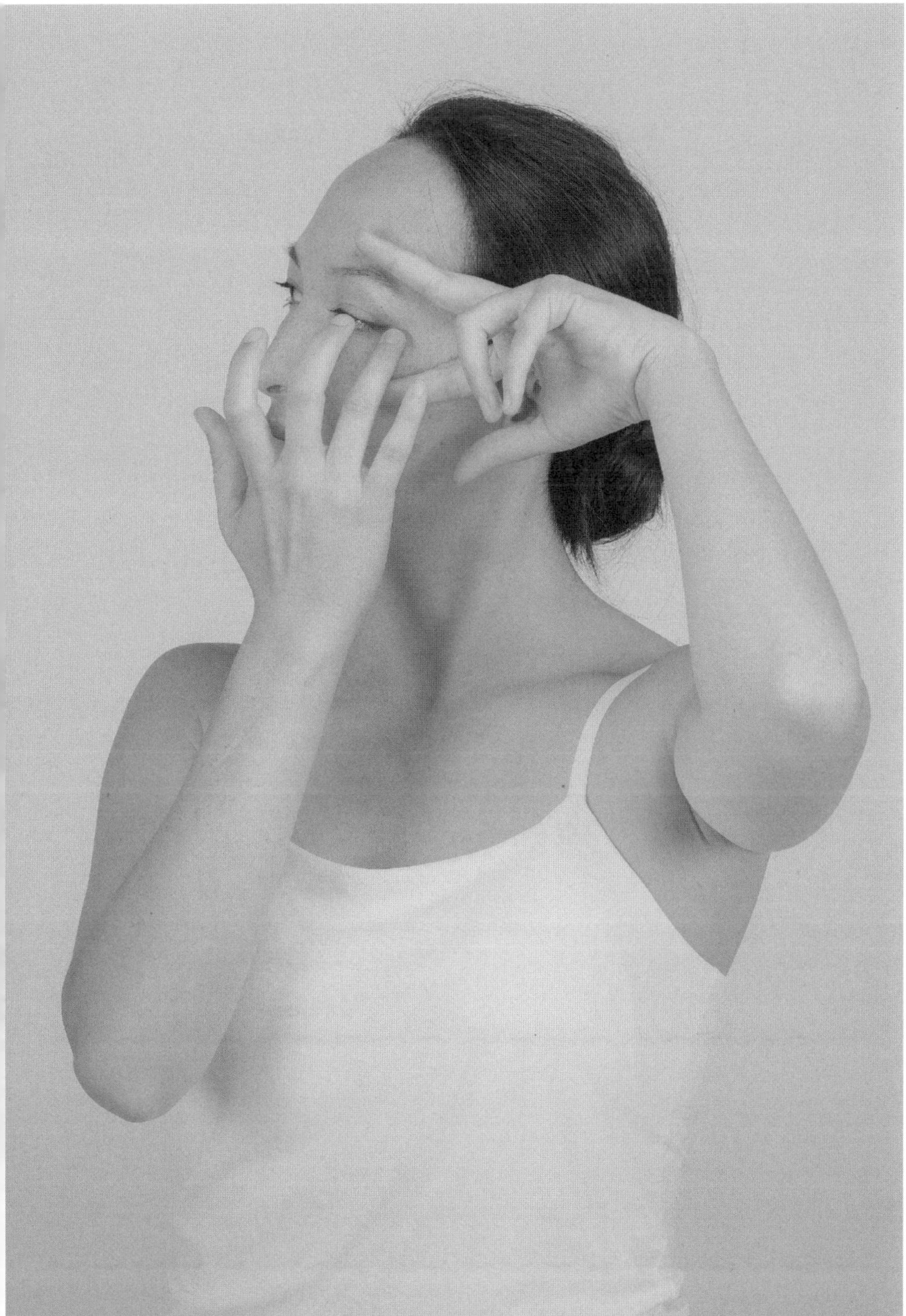

Para eliminar bolsas y ojeras

Uno de los principales motivos por los que aparecen bolsas debajo de los ojos es por la grasa orbicular que cubre el globo ocular. Esta tiene la función de proteger el globo ocular como si fuera un cojín. Con el paso del tiempo, la piel del contorno de los ojos pierde su firmeza y el músculo orbicular se debilita. Esto hace que la grasa sobresalga hacia delante y se creen bolsas debajo de los ojos. Al fortalecer la musculatura de alrededor de los ojos, podemos conseguir que la grasa se mantenga en su lugar y así podemos prevenir y reducir tanto las bolsas como las ojeras.

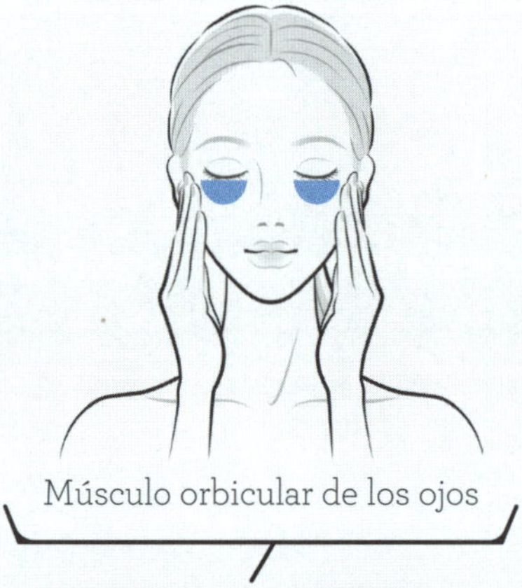

Zona que trabajar

Beneficios

Fortalece la musculatura del contorno de los ojos y previene los párpados caídos.

Mejora la circulación de alrededor de los ojos.

Elimina bolsas y ojeras.

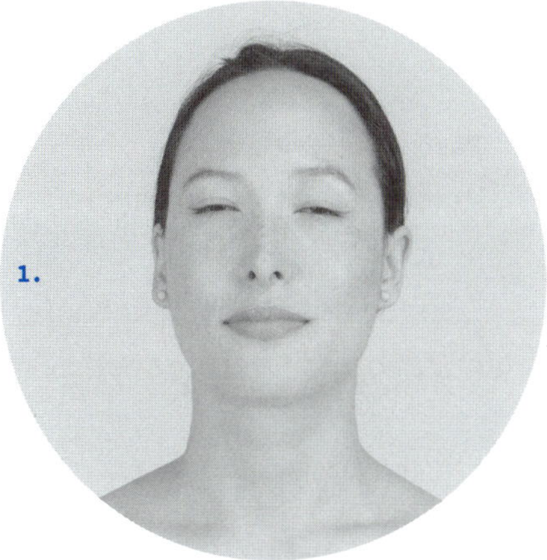

Paso 1. Con el rostro relajado, baja los párpados como si fueras a cerrar los ojos, pero sin llegar a cerrarlos por completo.

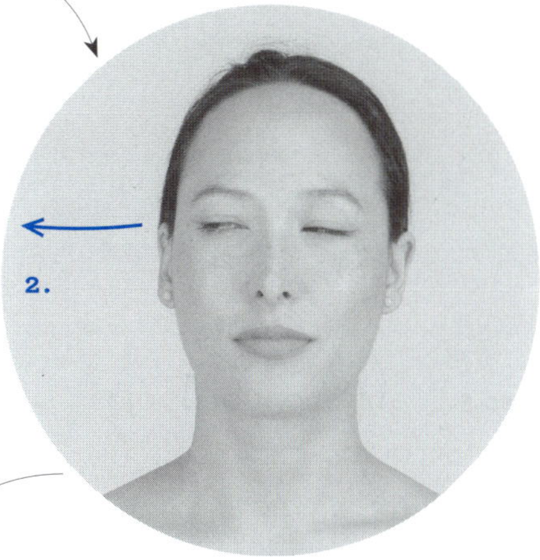

Paso 2. Con los ojos entrecerrados, mira hacia la izquierda durante 5 segundos y después hacia la derecha otros 5 segundos.

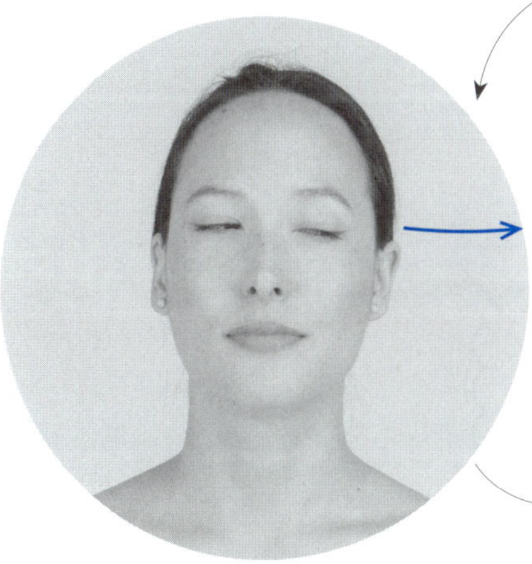

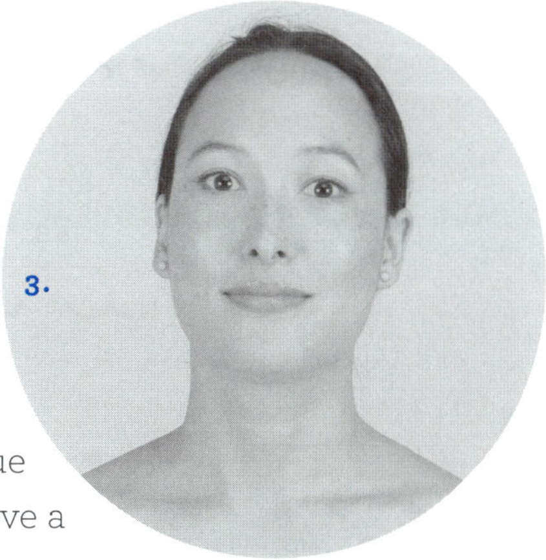

Paso 3. Abre todo lo que puedas los ojos y vuelve a entrecerrarlos al máximo.

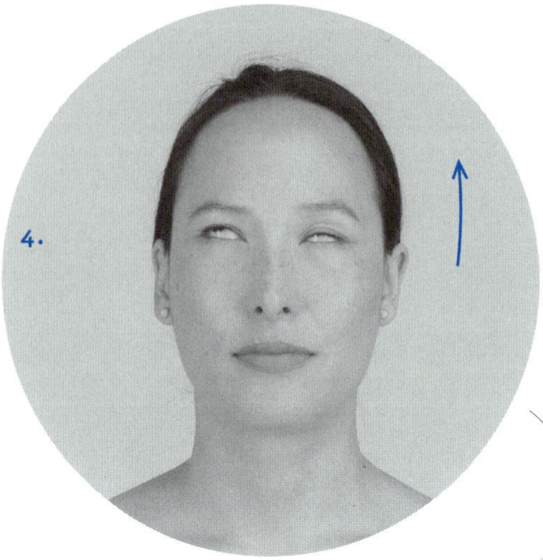

Paso 4. Con los ojos entrecerrados, mira hacia arriba durante 5 segundos y después hacia abajo otros 5 segundos.

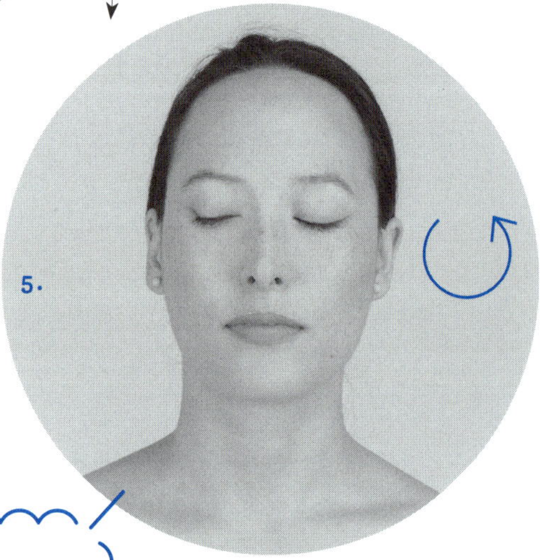

Paso 5. Manteniendo los ojos entrecerrados, haz un círculo con la mirada: llévala hacia la derecha, hacia arriba, hacia la izquierda y hacia abajo. Repite el círculo 3 veces.

Realiza este ejercicio 1 vez al día.

Consejo

Ten cuidado de no arrugar la frente o el entrecejo mientras realices estos pasos. Si te cuesta, puedes sujetar la frente con la mano para evitar arrugar la piel.

Puntos de acupresión para eliminar bolsas y ojeras

Haciendo presión en algunos puntos concretos de alrededor de los ojos puedes estimular múltiples vasos sanguíneos. De este modo mejora la circulación y la oxigenación de las células de esta área, con lo cual se reducen bolsas y ojeras.

Apoya la yema de los dedos índice en el lagrimal. Ve presionando suavemente el hueso que se encuentra por debajo del ojo, desde el lagrimal hasta el rabillo del ojo.

Repítelo unas 5 veces.

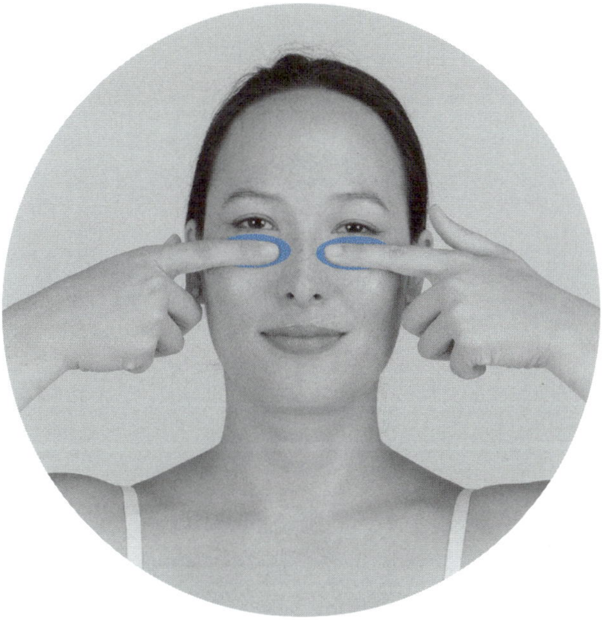

Atención: no debes presionar con demasiada fuerza, ya que el glóbulo ocular está cerca.

Consejo

Para controlar mejor la fuerza y evitar tocar los ojos sin querer, también puedes hacer presión con los dedos colocándolos en horizontal y deslizándolos de dentro hacia fuera.

Para levantar los párpados caídos

Las principales causas de la caída de los párpados son la pérdida de grasa orbicular en esta zona y la pérdida de volumen muscular alrededor de los ojos, en concreto del músculo orbicular. Al reducirse la cantidad de grasa y el volumen de músculo por encima de los ojos, la piel sobrante hace que los párpados se vean caídos. Aunque no podamos recuperar la grasa perdida de forma natural, si fortalecemos el músculo, conseguiremos levantar el párpado considerablemente.

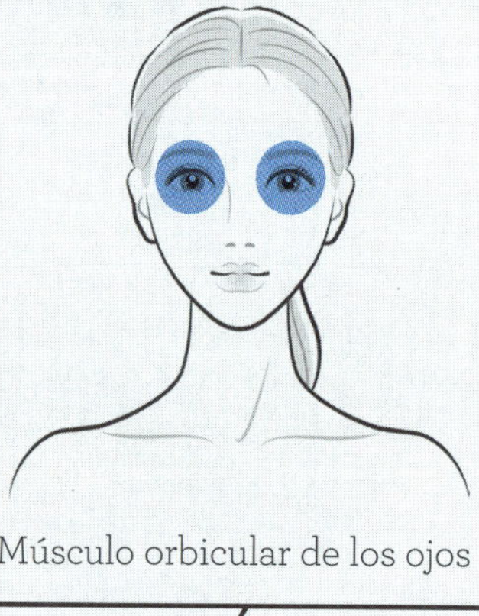

Zona que trabajar

Beneficios

Combate los párpados caídos (efecto *lifting*).

Abre la mirada.

Reduce las ojeras.

Lubrica los ojos.

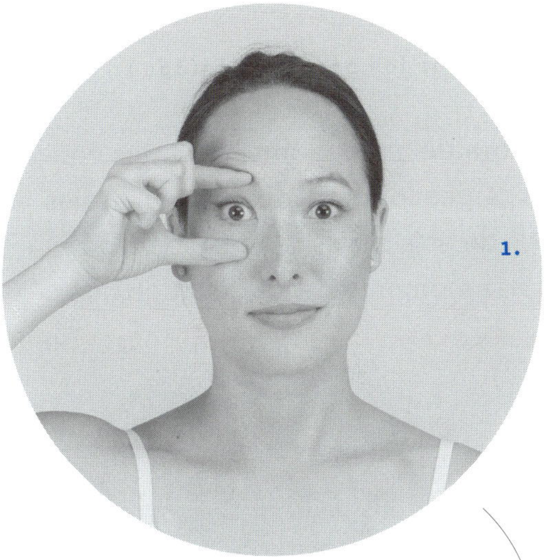

1.

Paso 1. Lleva el dedo índice por debajo de la ceja (como si la quisieras sujetar por debajo) y coloca el pulgar justo por encima del hueso del pómulo. A continuación abre el ojo con los dedos.

Cuando cojas práctica, podrás hacerlo con ambos ojos a la vez.

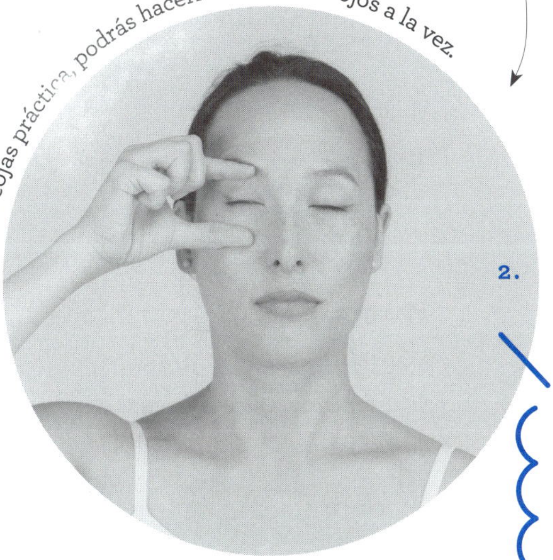

2.

Paso 2. Trata de entrecerrar el ojo todo lo que puedas, sin llegar a cerrarlo por completo. Mantén esta postura durante 5 segundos.

Repite este movimiento 3 veces con cada ojo.

Realiza este ejercicio 1 vez al día. Si quieres hacerlo más intensivo, repítelo 2 veces al día, por la mañana y por la noche.

Consejo

Este ejercicio te ayuda a abrir la mirada al instante, por lo que es ideal también en aquellas ocasiones en las que vayas a hacerte una foto.

| Masajes sencillos para elevar los párpados caídos |

Cuando tenemos la musculatura de alrededor de las cejas contraída, es más fácil que se nos caigan los párpados. Estos masajes ayudan a relajar los músculos de esta zona y a abrir más tu mirada. Son ideales para cualquier momento del día, cuando notes pesadez en los ojos.

Masaje 1. Enmarca las cejas con los dedos índice y pulgar y ve pellizcando desde el inicio de la ceja hacia la parte externa. Realiza este masaje durante 2 minutos.

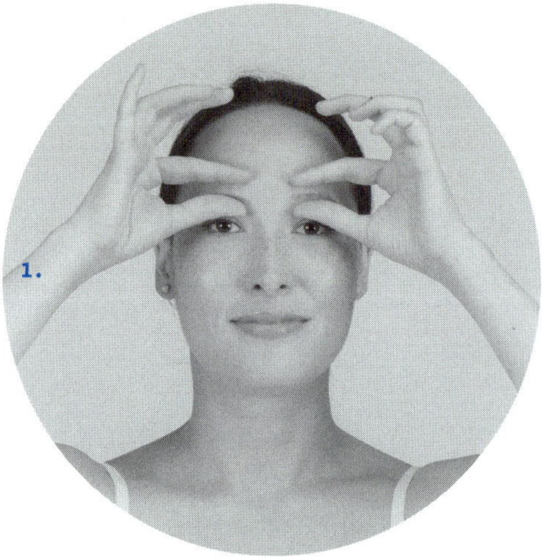

1.

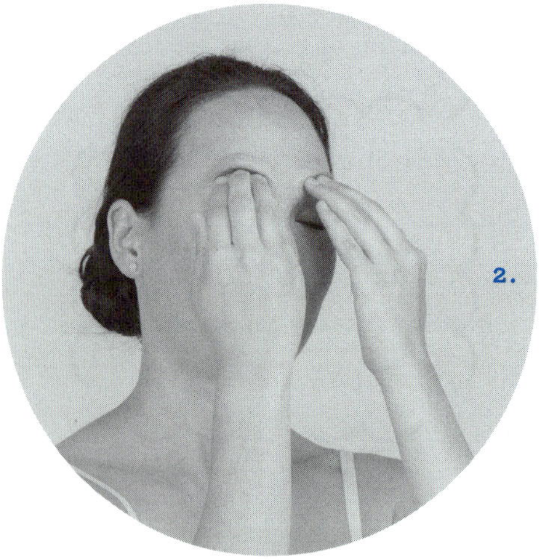

2.

Masaje 2. Lleva el dedo índice, corazón y anular justo por debajo de las cejas, y presiónalas hacia arriba.

A continuación, masajea suavemente haciendo movimientos rápidos y cortos hacia los laterales.

Bastará con hacerlo de 20 a 30 segundos para que notes un gran alivio en la zona.

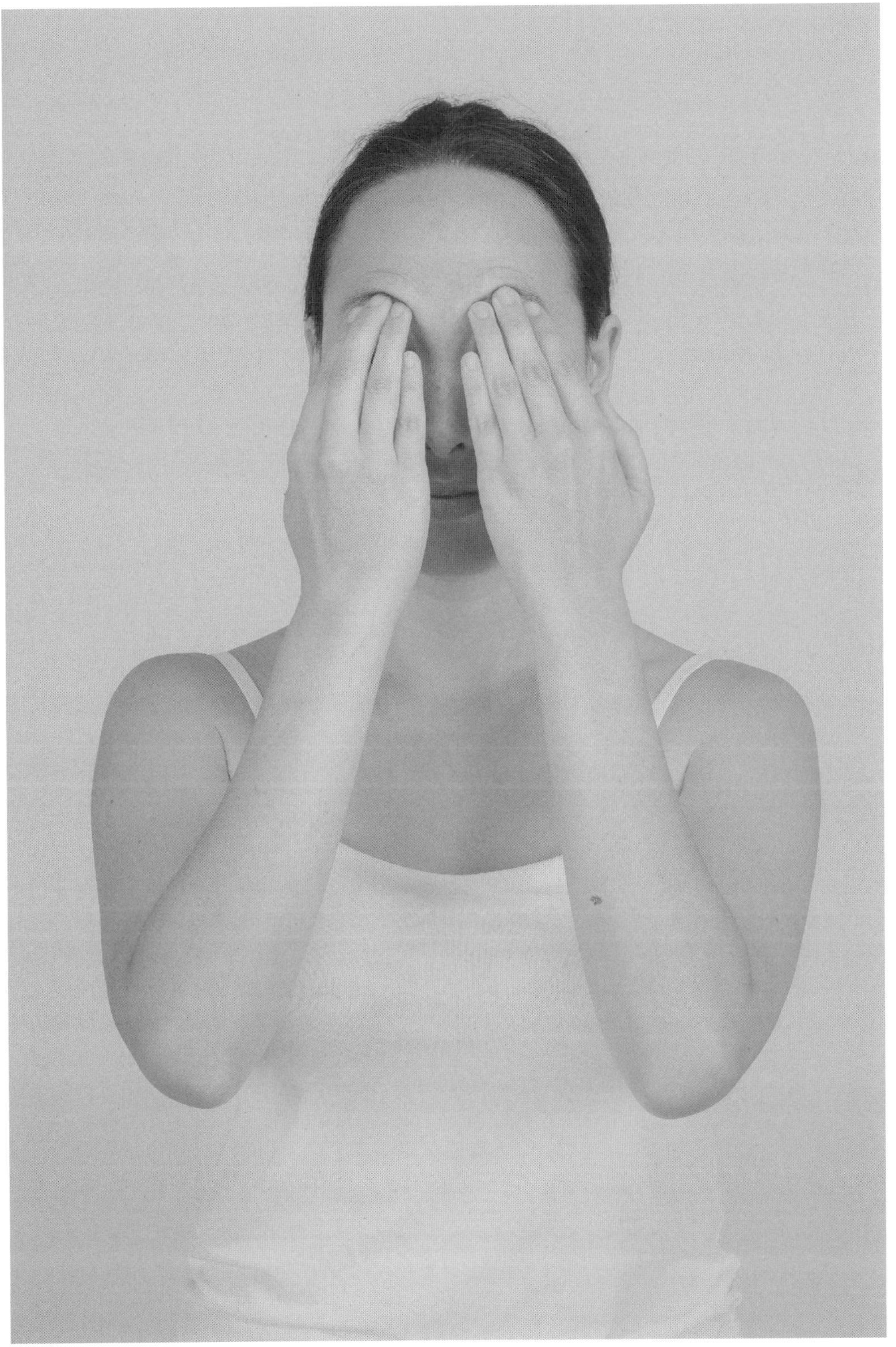

Para elevar los pómulos

Los pómulos caídos dan un aspecto sumamente envejecido al rostro. Al elevarlos, conseguimos un efecto *lifting* de toda la zona de la mejilla, que recupera un aspecto joven y saludable. También reducimos las arrugas nasogenianas y definimos el contorno de la mandíbula.

Para elevar los pómulos trabajaremos el músculo cigomático menor, que va más o menos desde por debajo del rabillo del ojo hasta por encima de la comisura del labio superior.

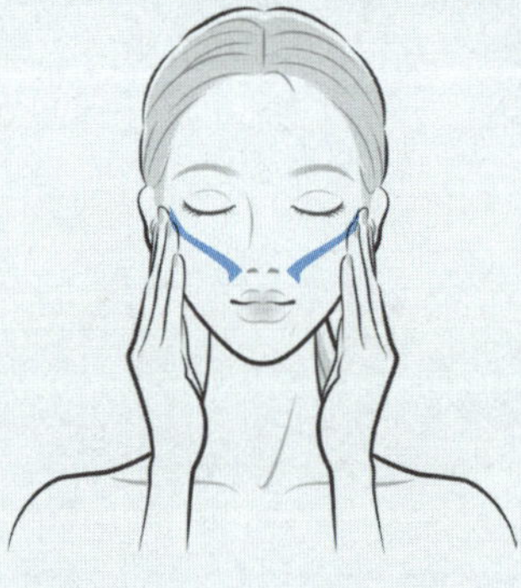

Músculo cigomático menor

Zona que trabajar

Beneficios

Elimina la flacidez de la mejilla.

Combate las arrugas que se forman en los surcos nasogenianos.

Se consigue una sonrisa bonita y natural.

Paso 1. Despacio y con consciencia, ve llevando la comisura del labio hacia la derecha y hacia arriba. Cierra el ojo derecho suavemente y mantén la postura durante 5 segundos.

Cuando levantes la comisura del labio, trata de llevarla hacia el rabillo del ojo. Pon consciencia en utilizar la musculatura del pómulo.

Cuando cierres el ojo, deja caer el párpado suavemente, sin hacer fuerza.

1.

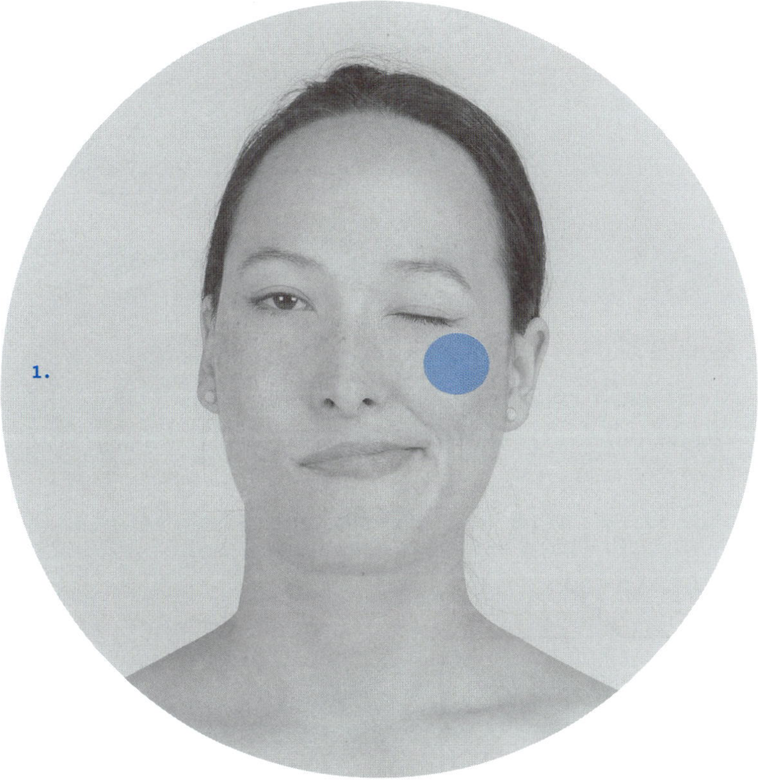

Lo que pretendemos conseguir es que el punto más alto del pómulo quede por encima de los orificios de la nariz.

Paso 2. Poco a poco relaja la cara y vuelve a una postura natural.

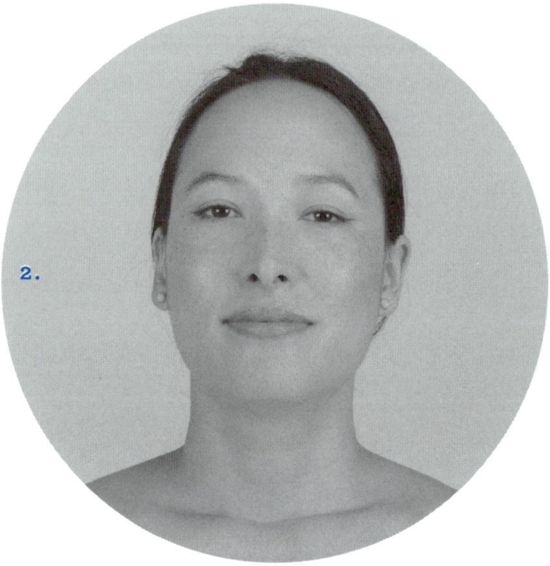

Paso 3. Realiza el mismo movimiento en el lado izquierdo.

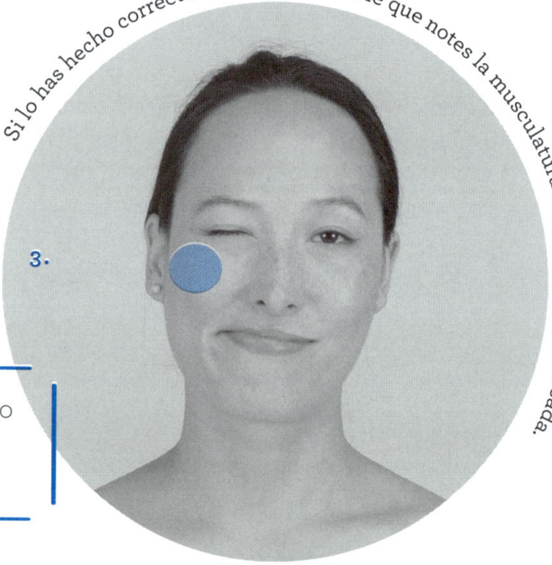

Repite este ejercicio
3 veces seguidas
1 vez al día.

Consejo

Comprueba la diferencia entre el lado derecho y el izquierdo. Es normal que te cueste más en uno que otro. Si notas mucha diferencia, puedes practicar más en el lado que te cuesta.

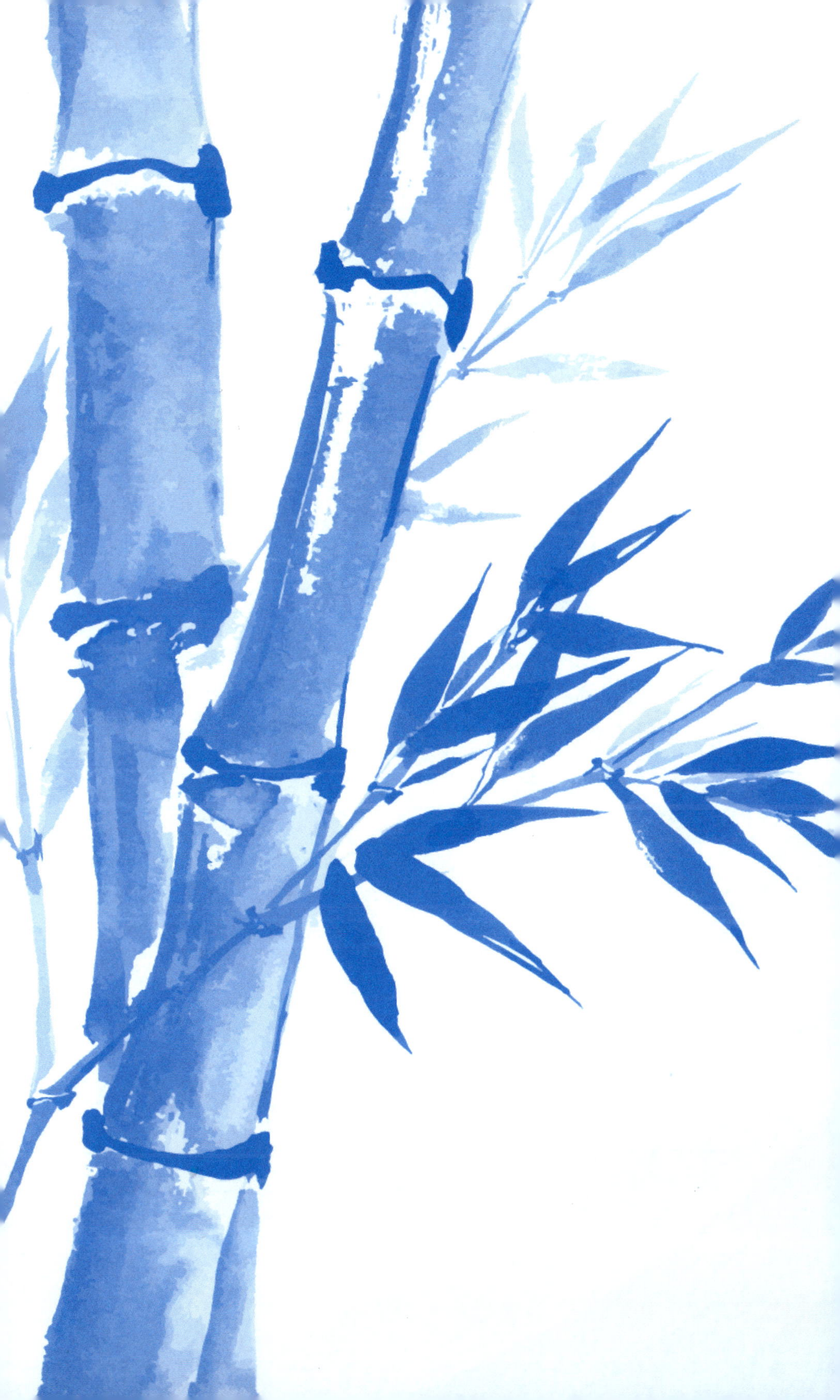

Para atenuar los surcos nasogenianos y las líneas de marioneta

Con el paso del tiempo se suele debilitar la musculatura de alrededor de la boca, en concreto el músculo orbicular. Este es el principal motivo por el que aparecen las arrugas nasogenianas en esos pliegues que se forman en los laterales de la boca al sonreír. Cuando esto se agrava, surgen las temidas líneas de marioneta, que son las arrugas que van desde la comisura de los labios hacia el mentón. Si fortaleces la musculatura del contorno de la boca, podrás prevenir la aparición de nuevas arrugas en esta zona.

A continuación, te muestro cuatro ejercicios que se pueden realizar individualmente y que ayudan a fortalecer el músculo orbicular. Si tienes tiempo, te recomiendo que los realices como una serie para trabajar esta zona de forma intensa.

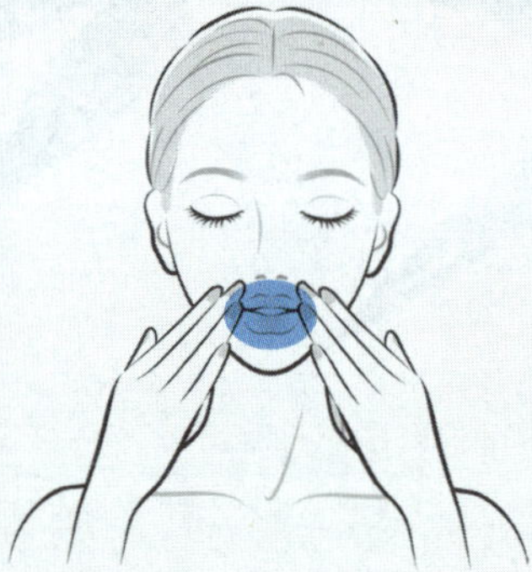

Músculo orbicular de la boca

Zona que trabajar

Beneficios

Elimina las arrugas de los surcos nasogenianos.

Elimina las líneas de marioneta.

Combate las pequeñas arrugas que se forman alrededor de la boca.

Eleva las comisuras de los labios.

Reduce la flacidez en la zona de la mandíbula.

Ejercicio 1. Empuja con fuerza la punta de la lengua hacia el interior de la mejilla izquierda, justo debajo de la línea donde suelen marcarse las arrugas de los surcos nasogenianos. Una vez allí, haz fuerza con la lengua hacia arriba, hacia el centro y hacia abajo, realizando una respiración profunda en cada punto (por ejemplo, inhala en 3 segundos y exhala en 3 segundos si te resulta cómodo).

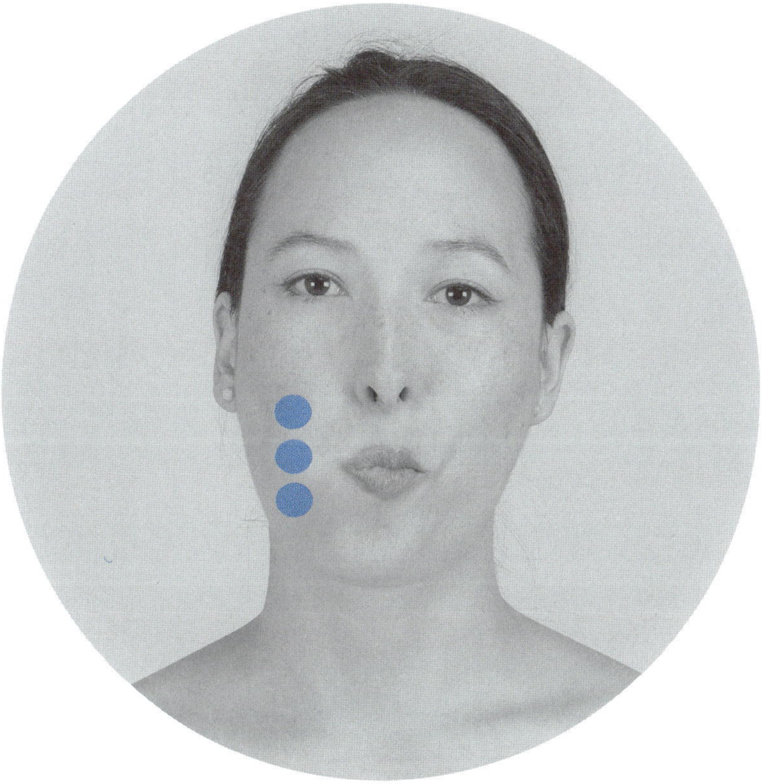

Repite el ejercicio 3 veces en la mejilla izquierda
y luego 3 veces en el lado derecho.

Ejercicio 2. Empuja con la lengua hacia fuera por encima de los dientes superiores. Haz una respiración profunda (por ejemplo, inhala en 3 segundos y exhala en 3 segundos si te resulta cómodo). A continuación, empuja con la lengua hacia fuera por encima de los dientes inferiores.

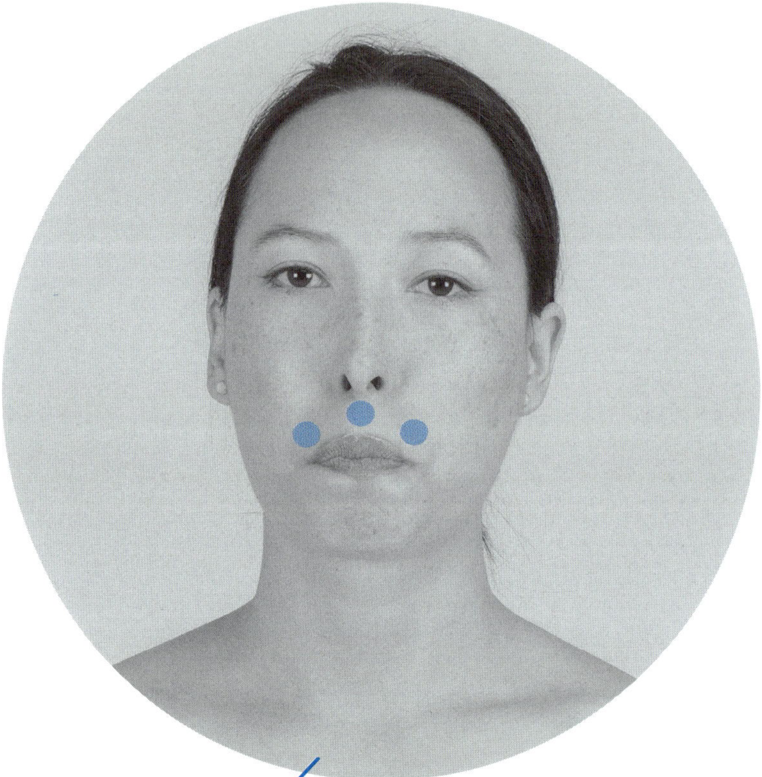

Repite este movimiento 3 veces.

Ejercicio 3. Lentamente, traza 3 círculos, empujando la lengua con fuerza alrededor de la boca.

Puedes contar 10 segundos para completar un círculo.

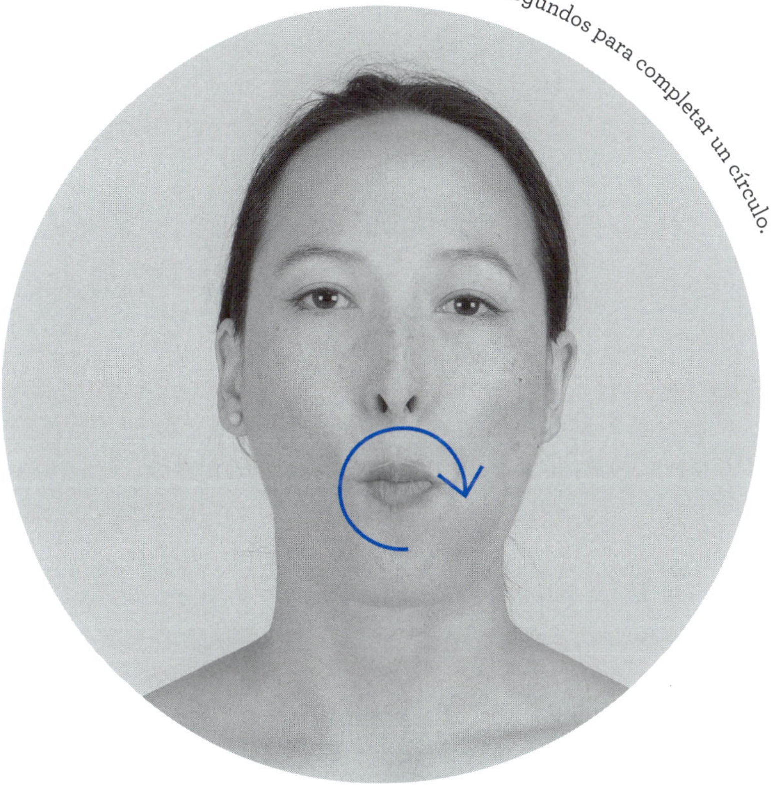

Recuerda que no debes parar la respiración.
Sigue haciendo respiraciones lentas y profundas.

Ejercicio 4. Llena todo lo que puedas de aire la mejilla derecha, como si quisieras estirar al máximo la zona donde se forman las arrugas de marioneta. Haz una respiración profunda mientras vas empujando el aire hacia fuera con fuerza (puedes contar 3 segundos al inhalar y 3 segundos al exhalar si te resulta cómodo).

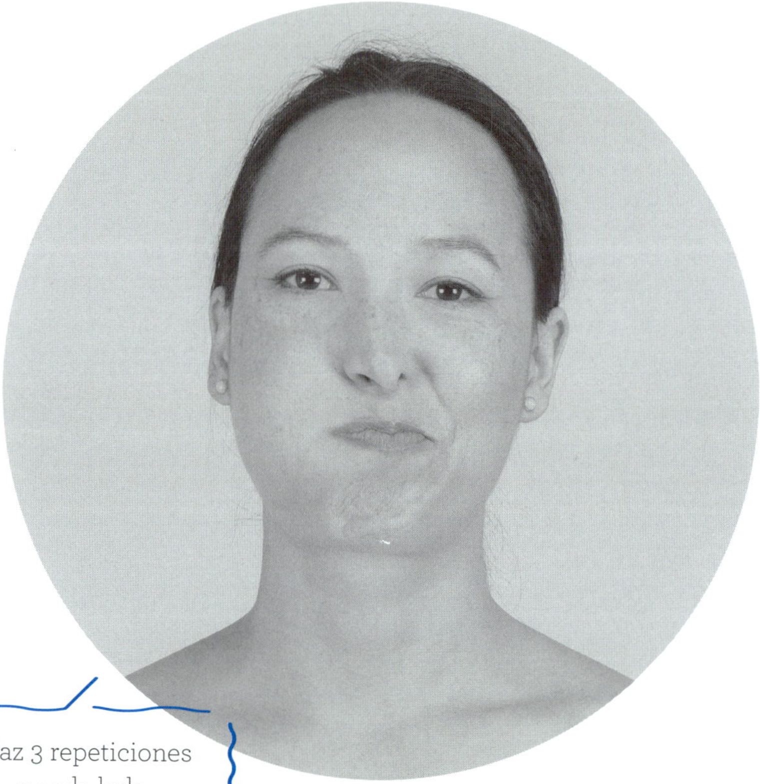

Haz 3 repeticiones a cada lado.

¡Este ejercicio es tan fácil como eficaz!

| Masaje |

Este sencillo masaje no solo reduce las arrugas de los surcos nasogenianos, sino que también aporta un color saludable a la piel.

Para realizarlo, apoya la yema de los pulgares al lado de la nariz justo donde se encuentra el hueso del pómulo. Haz presión con los dedos como si quisieras hundirlos hacia dentro y empuja en diagonal hacia atrás. Ve siguiendo la línea inferior del hueso del pómulo, presionando poco a poco con una fuerza que te resulte agradable. Puede ser que al principio notes un poco de dolor al presionar, pero a medida que lo practiques irá desapareciendo.

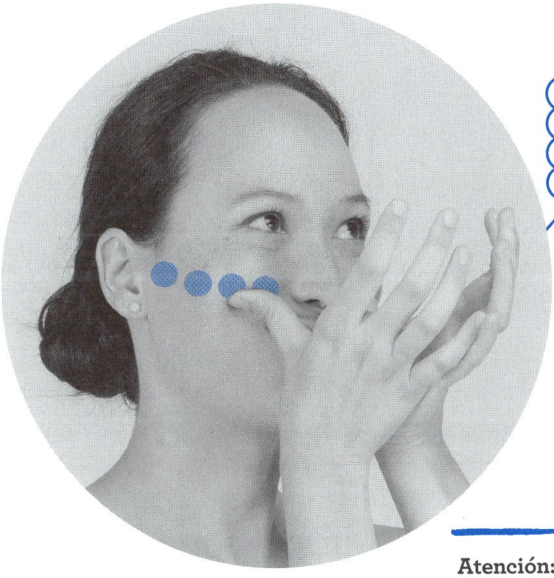

Practica de 1 a 2 minutos al día.

Atención: es importante que cuando realices este masaje, no empujes con los dedos hacia abajo, ya que esto tendría un efecto contrario al que queremos conseguir.

CONSEJO

Si quieres, puedes aplicar un pequeño temblor con los dedos en cada punto para ayudar a deshacer aún más la tensión.

Para eliminar el código de barras

En el lenguaje coloquial se denomina «código de barras» a aquellas arrugas verticales que aparecen en la zona superior del labio. Suelen aparecer de forma moderada en personas mayores de cincuenta años y acostumbran a marcarse más pronunciadamente hacia los sesenta años.

Cuando la musculatura de alrededor de la boca, concretamente el músculo orbicular, se debilita y pierde su grosor, es más fácil que aparezcan las arrugas en esta zona. Por ello, para prevenir y combatir el código de barras debemos fortalecer este músculo, dándole más grosor.

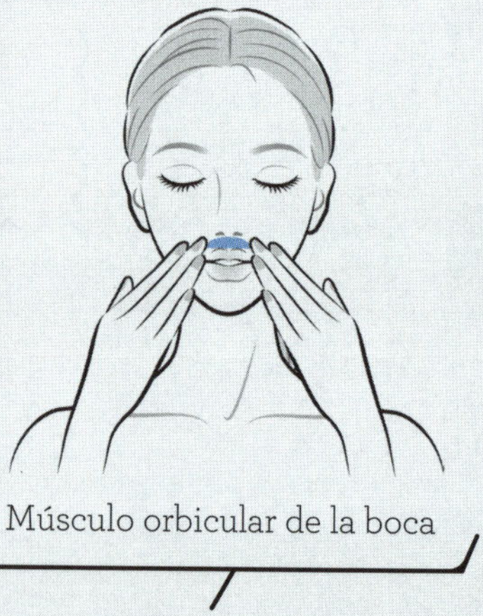

Zona que trabajar

Beneficios

Elimina las arrugas del labio superior o código de barras.

Combate las líneas de marioneta.

| Ejercicio 1 |

Paso 1. Lleva toda la musculatura de alrededor de la boca hacia delante formando una «O». Mantén 5 segundos.

Comprueba en el espejo cómo se estira la piel del bigote hacia delante, sin formar arrugas.

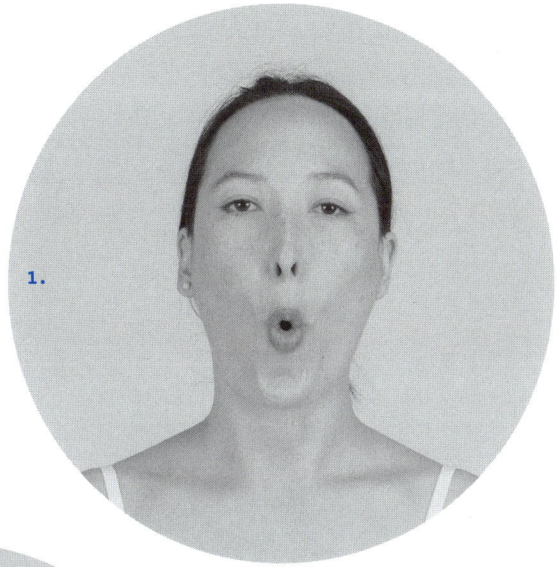

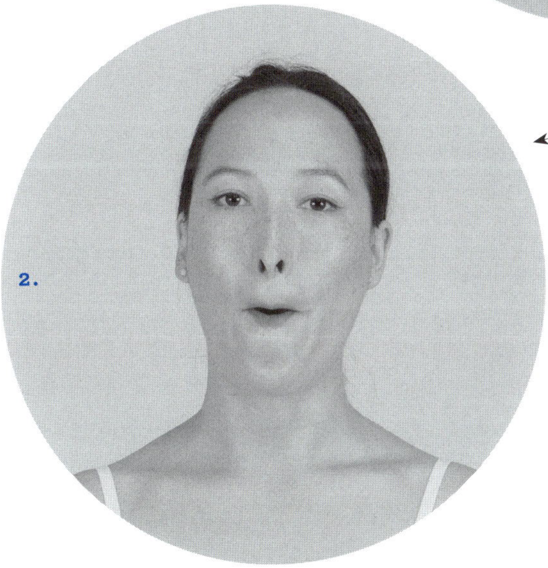

Paso 2. Lleva los labios hacia dentro y mantén durante 5 segundos.

Haz 2 repeticiones de este ejercicio 1 vez al día.

| Ejercicio 2 |

Paso 1. Esconde los labios, colocando uno sobre el otro y llevándolos hacia dentro de la boca.

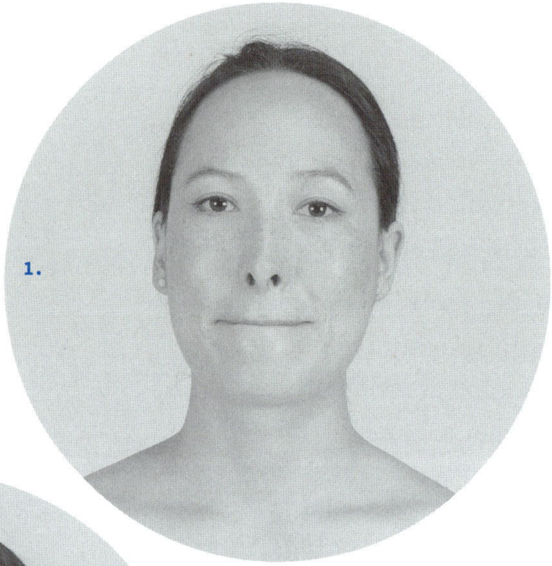

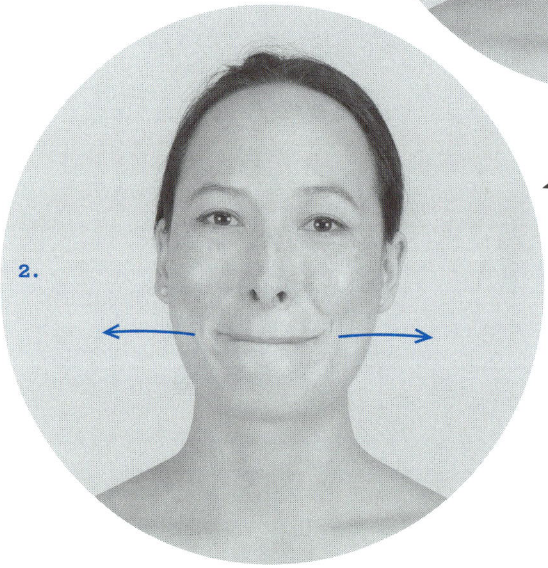

Paso 2. Una vez escondidos, estira las comisuras al máximo como si quisieras sonreír 1 segundo, y vuelve a la posición inicial. Repite este movimiento de sonreír-relajar unas 25 veces.

Deberías notar cómo se expande la musculatura del bigote. Cuanto más practiques, más fácil te saldrá.

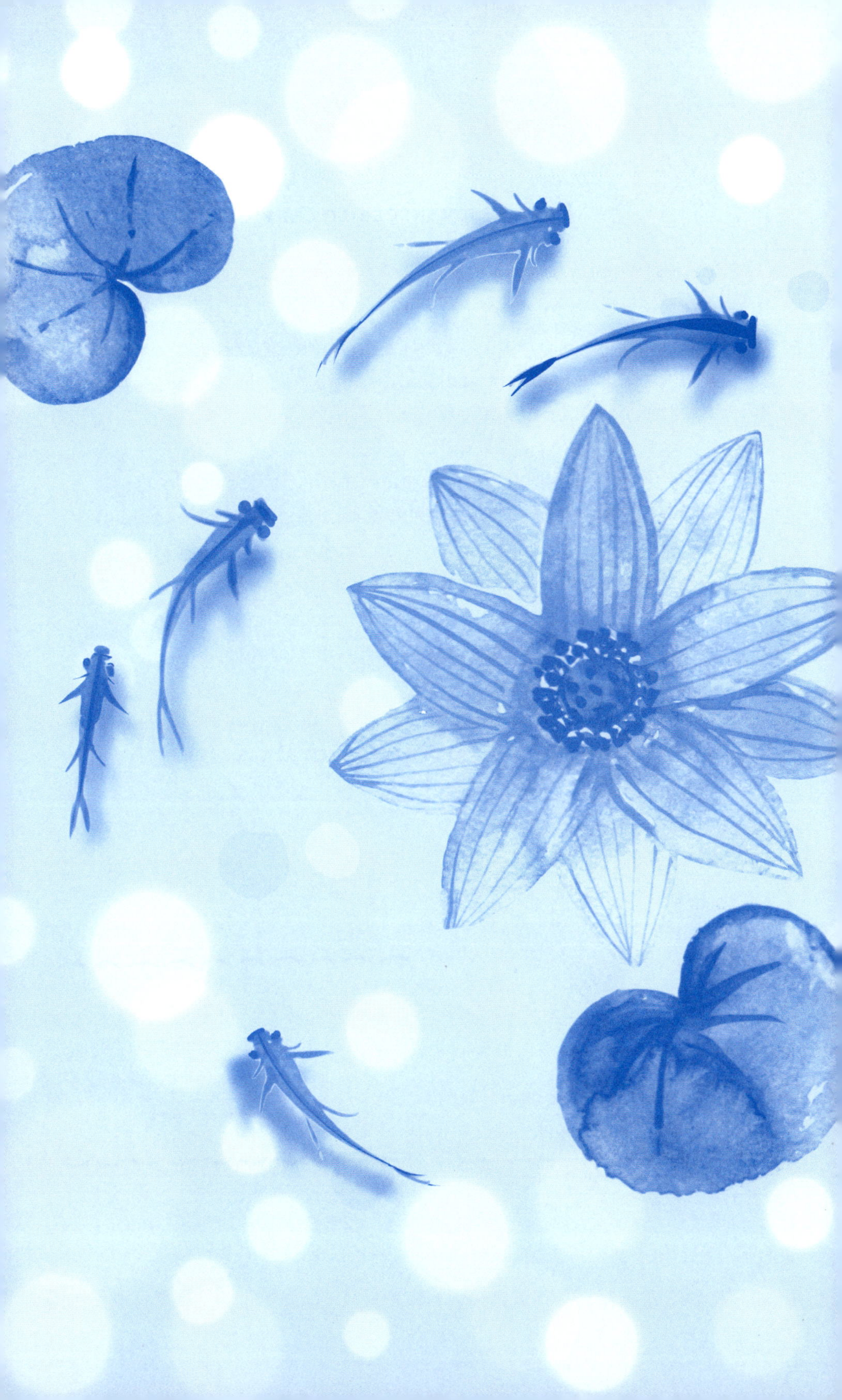

Para rejuvenecer los labios

Con la edad es normal que perdamos volumen en los labios, lo cual hace que las arrugas verticales se vuelvan más notorias. Movilizando la musculatura de alrededor de la boca conseguimos mejorar la circulación sanguínea de los labios, ganar grosor y atenuar las arrugas.

La renovación celular de la piel de los labios suele tardar aproximadamente 6-7 días (es más rápida que en otras zonas). Sin embargo, la desventaja es que estos carecen de glándulas sebáceas, por lo que es fácil que se resequen. Por ello, además de los ejercicios, es importante que nos apliquemos un buen bálsamo labial que evite la deshidratación de la piel.

Además, debemos utilizar protector solar para proteger el colágeno que tenemos en esta zona de las radiaciones UVA/UVB.

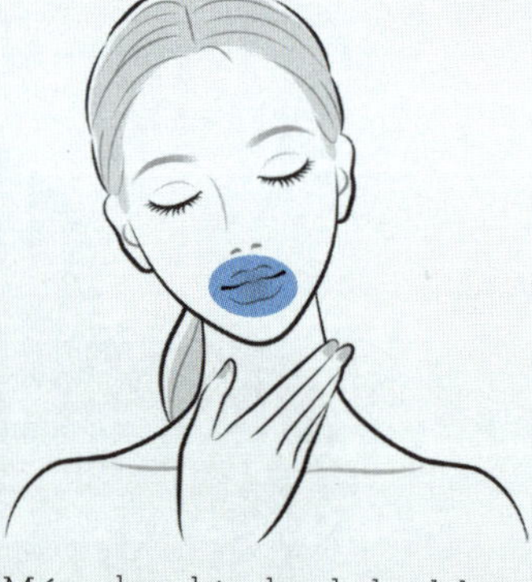

Músculo orbicular de los labios

Zona que trabajar

Beneficios

Aporta un color saludable.

Reduce las arrugas en los labios.

Los deja más carnosos.

1.

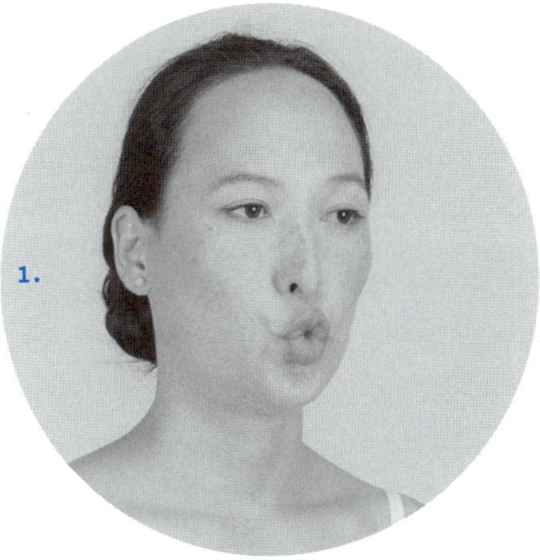

Paso 1. Frunce los labios y llévalos hacia delante como si fueras a dar un beso. Mantén durante 5 segundos.

2.

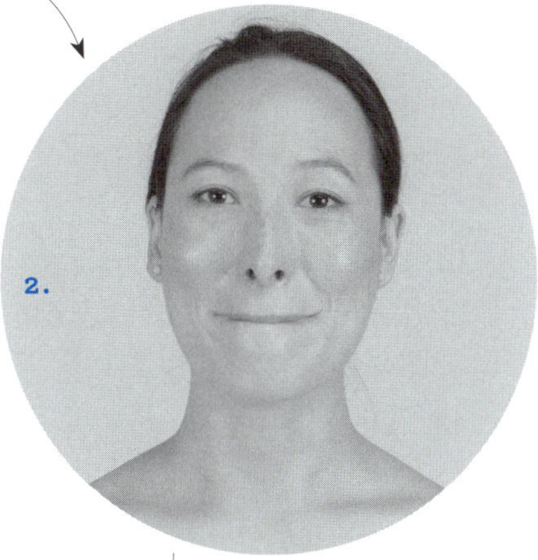

Paso 2. Ahora llévalos hacia dentro como si envolvieras los dientes. A continuación, estira la comisura hacia los laterales todo lo que puedas. Mantén durante 5 segundos. Procura que no se te vean los labios.

3.

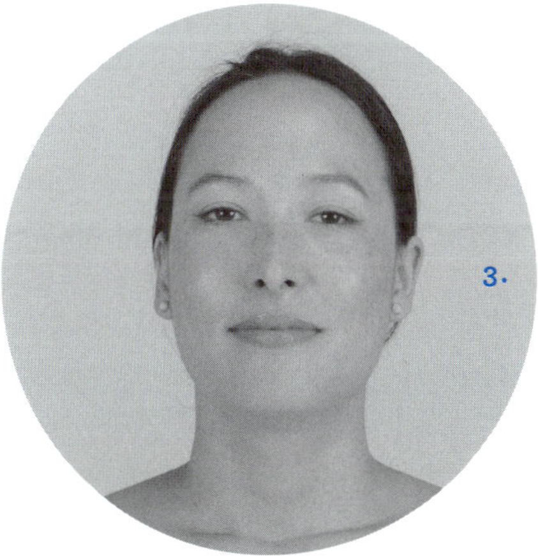

Paso 3. Relaja la cara.

Repite este ejercicio 3 veces seguidas.

Consejo

Cuando lleves la comisura hacia los laterales, ten cuidado de no poner tensión en el cuello. Relaja los hombros.

Para aumentar el volumen de los labios

Para activar la circulación de los labios de forma instantánea también podemos realizar algo tan sencillo como hacer vibrar los labios. Este ejercicio lo suelen hacer cantantes o actores como parte del entrenamiento de voz para reducir la tensión de los labios y las mejillas. Es eficaz también para mejorar su aspecto, ya que ayuda a relajar los músculos faciales de alrededor de la boca y aporta un ligero volumen a los labios de forma natural.

Además de relajar los músculos de alrededor de los labios, como es el caso del orbicular, también estimula y relaja otros músculos faciales como el risorio o el buccinador. Por ello, también es ideal para cuando tengas que hacer una presentación.

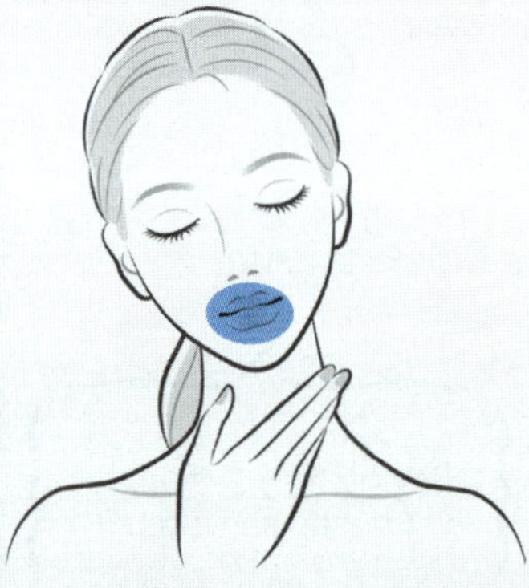

Músculo orbicular de los labios

Zona que trabajar

Beneficios

Mejora la circulación de los labios, aportando un color saludable.

Aporta volumen.

Se relajan los músculos faciales alrededor de la boca.

Mantén los labios cerrados, pero sin apretarlos, y llévalos ligeramente hacia fuera en forma de pico de pato. Inspira por la nariz y haz vibrar los labios mientras sacas el aire durante 5 a 10 segundos. Debe sonar como un «brrrr».

Repítelo 5 veces seguidas.

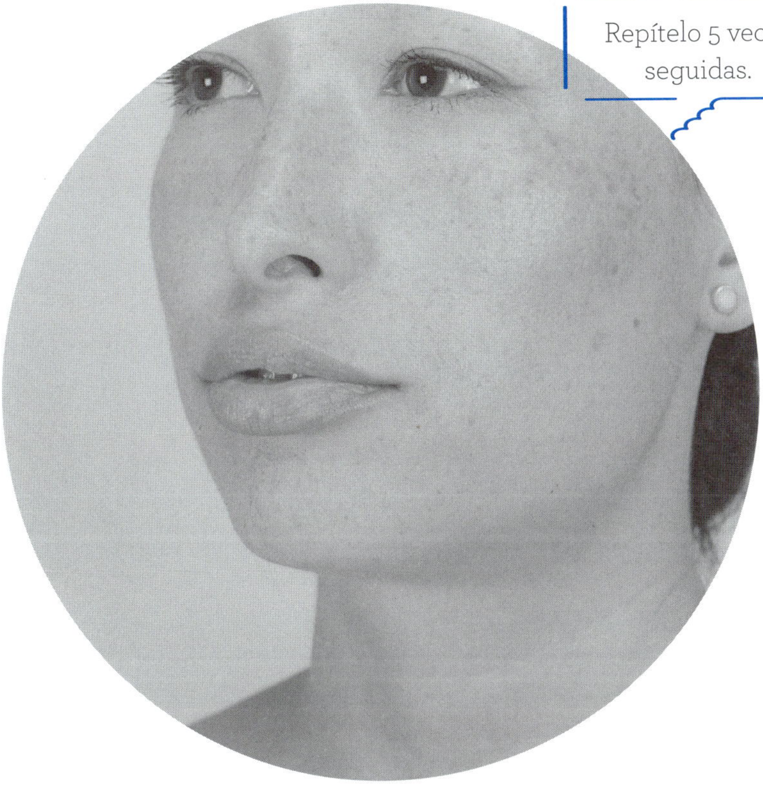

Atención: es un ejercicio difícil de hacer cuando tienes las comisuras de los labios caídas. Si te cuesta, puede ser un indicador de que debes trabajar más la musculatura de alrededor de la boca. Te recomiendo que hagas ejercicios como los que muestro para los surcos nasogenianos y las líneas de marioneta (página 114) o para el código de barras (página 121).

CONSEJO

El truco está en relajar el rostro y soltar el aire. Si estás con tensión, te costará más.

Para eliminar las arrugas de la barbilla

Las arrugas en la barbilla dan un aspecto sumamente envejecido al rostro. Se forman cuando contraemos la musculatura del mentón, denominada «mentalis». Por ello, para prevenir y eliminar las arrugas de la barbilla hay que relajar este músculo. Además, sería conveniente evitar en el día a día hacer muecas que formen estas arrugas.

A través de los siguientes ejercicios estiraremos el músculo para relajarlo. Se recomienda realizarlos 1 vez al día.

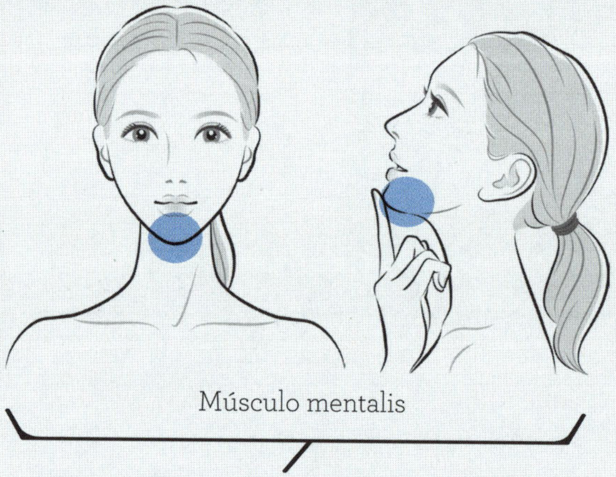

Zona que trabajar

Beneficios

Elimina las arrugas de la barbilla (ejercicio 1 y ejercicio 2).
Elimina las líneas de marioneta (ejercicio 2).
Crea un efecto *lifting* en la zona de la barbilla. (ejercicio 2).

Ejercicio 1. Lleva aire a la parte inferior de la barbilla y mantén durante 5 segundos antes de soltarlo.

Realiza 3 repeticiones.

1.

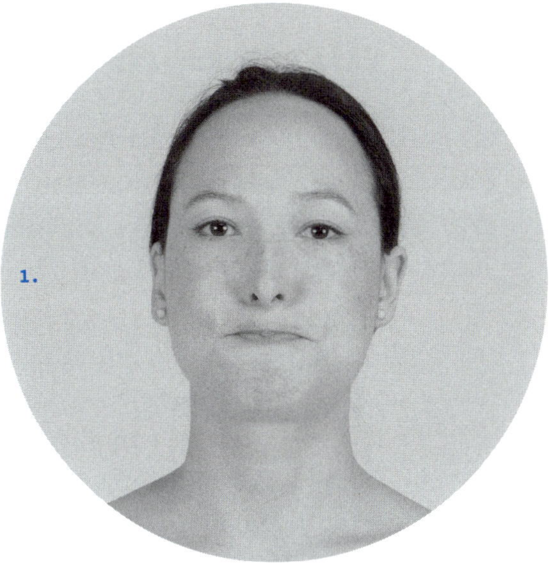

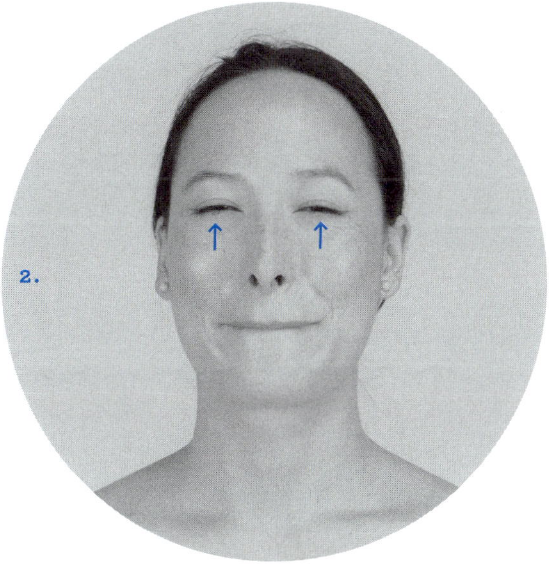

2.

Ejercicio 2. Mete los labios hacia dentro como si los quisieras esconder y lleva la comisura de los labios hacia arriba como si quisieras sonreír. Entrecierra los ojos como si te molestase la luz y lleva la consciencia también a la musculatura de debajo de los ojos.

Mantén esta postura un minuto.

Consejo

A base de entrenar los músculos que se encuentran en la parte superior de la boca queremos habituarnos a utilizarlos prioritariamente en vez de usar tanto el músculo del mentón.

Para eliminar las arrugas del cuello

La piel del cuello es una de las zonas que más solemos descuidar junto con la del escote y, sin embargo, es uno de los lugares que más delata nuestra edad. Uno de los motivos más comunes por los que se forman las arrugas horizontales del cuello es el hábito de inclinar la cabeza hacia abajo, algo muy común, por ejemplo, cuando realizamos tareas del hogar o cuando usamos dispositivos móviles. Otro motivo habitual es el uso de almohadas excesivamente altas, que nos hacen inclinar la cabeza hacia delante mientras dormimos.

Para combatir las arrugas del cuello, debemos evitar en la medida de lo posible estas posturas que generan arrugas horizontales (véase página 186 para más información). Además, debemos fortalecer la musculatura del cuello, en concreto el músculo platisma o cutáneo, que ayuda a reducir y a prevenir futuras arrugas en la zona.

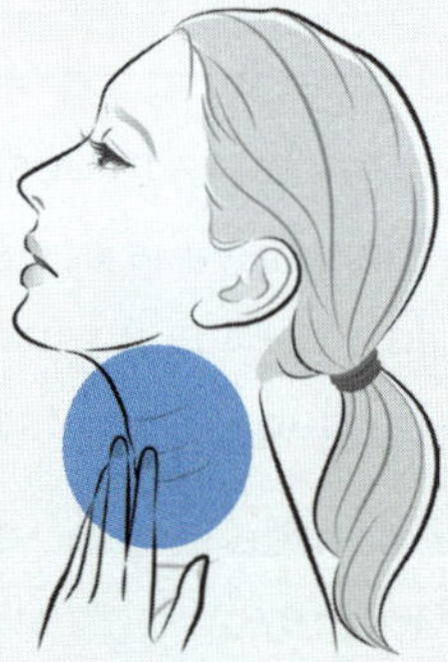

Músculo platisma

Zona que trabajar

Beneficios

Combate las arrugas ya existentes en el cuello.

Previene la aparición de futuras arrugas en el cuello.

Reduce la papada.

Paso 1. Coloca las manos encima del esternón (por encima del pecho) y lleva el mentón hacia arriba para que forme una línea recta con la parte frontal del cuello. Seguidamente, lleva la mandíbula hacia arriba y sácala hacia fuera, como si quisieras tocar el techo con ella.

Mantén durante 5 segundos.

Mientras haces este movimiento puedes presionar con las manos hacia abajo para que el estiramiento del cuello sea mayor.

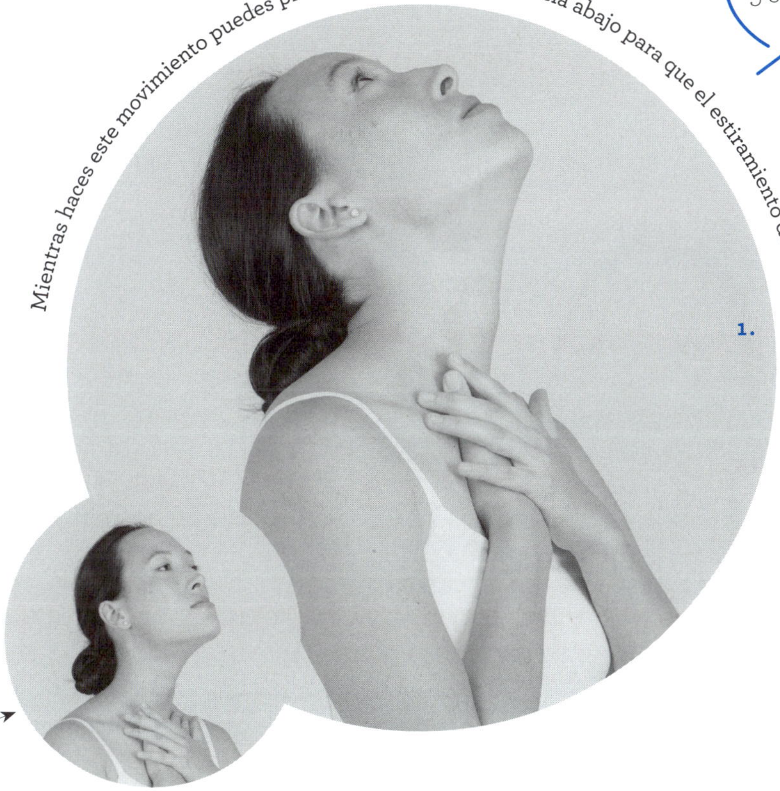

1.

Importante: si al mirar hacia arriba notas algún tipo de dolor, no debes realizar este ejercicio. En ese caso, puedes subir un poco la mandíbula en diagonal (hasta un punto donde no sientas dolor) y hacer el mismo ejercicio.

Paso 2. Relaja la boca y ahora haz como si quisieras pronunciar la letra «I», como si hicieras una sonrisa forzada.

Mantén 5 segundos más.

2.

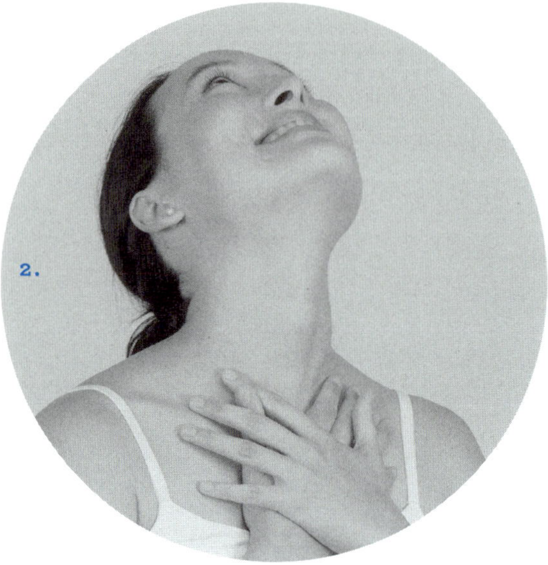

3.

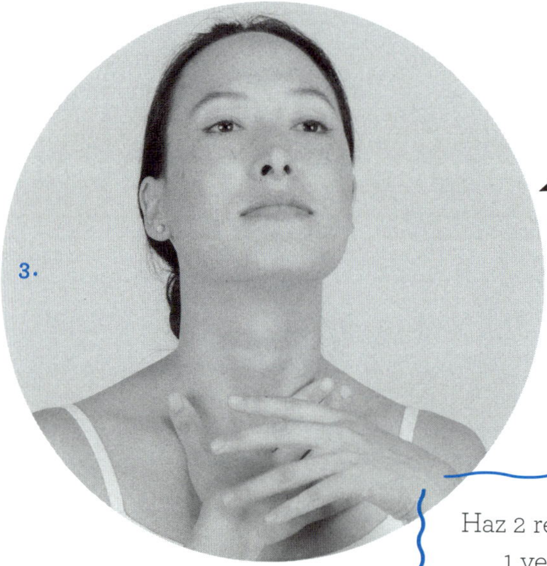

Paso 3. Regresa la cabeza a su posición normal y relaja.

Haz 2 repeticiones
1 vez al día.

Consejo Lleva la consciencia a la musculatura del cuello y siente cómo se tensiona y se relaja.

Masaje para el cuello

Los masajes en el cuello nos ayudan a mejorar el drenaje linfático, evitando que se acumulen sustancias de desecho y líquidos. De este modo prevenimos la flacidez y la formación de arrugas en esta zona.

Aplica una crema o un aceite para deslizar bien los dedos y evitar rozaduras durante el masaje.

Paso 1. Lleva una palma de la mano a la mandíbula y masajea el cuello de arriba abajo. Cambia de mano y masajea de nuevo de arriba abajo. Ve alternando las manos unas 10 veces.

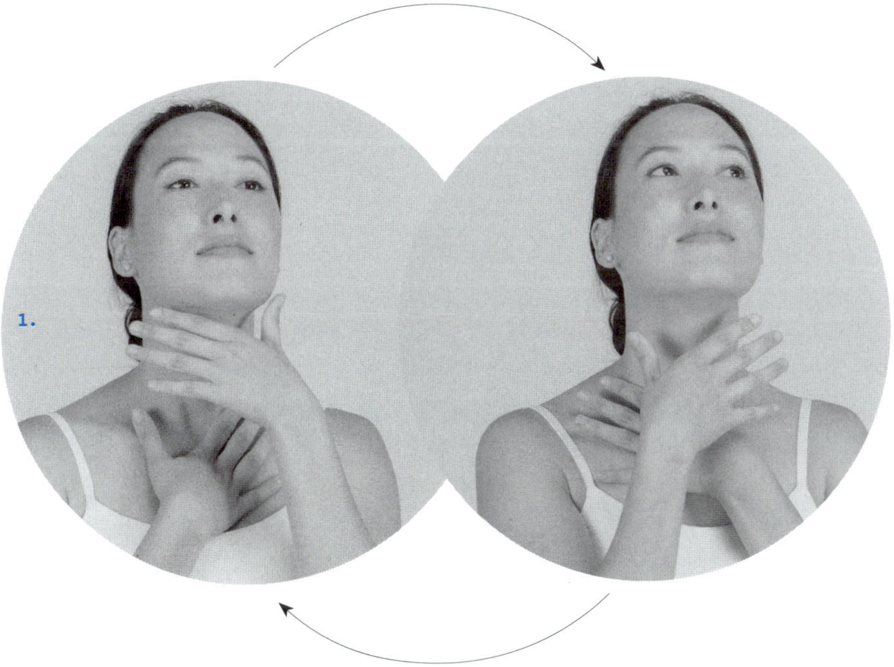

Paso 2. Lleva las manos a la base del cuello. Desliza la mano de arriba hacia el mentón, pegando toda la palma de la mano en el cuello, y con la otra haz presión hacia abajo. Repítelo 3 veces.

2.

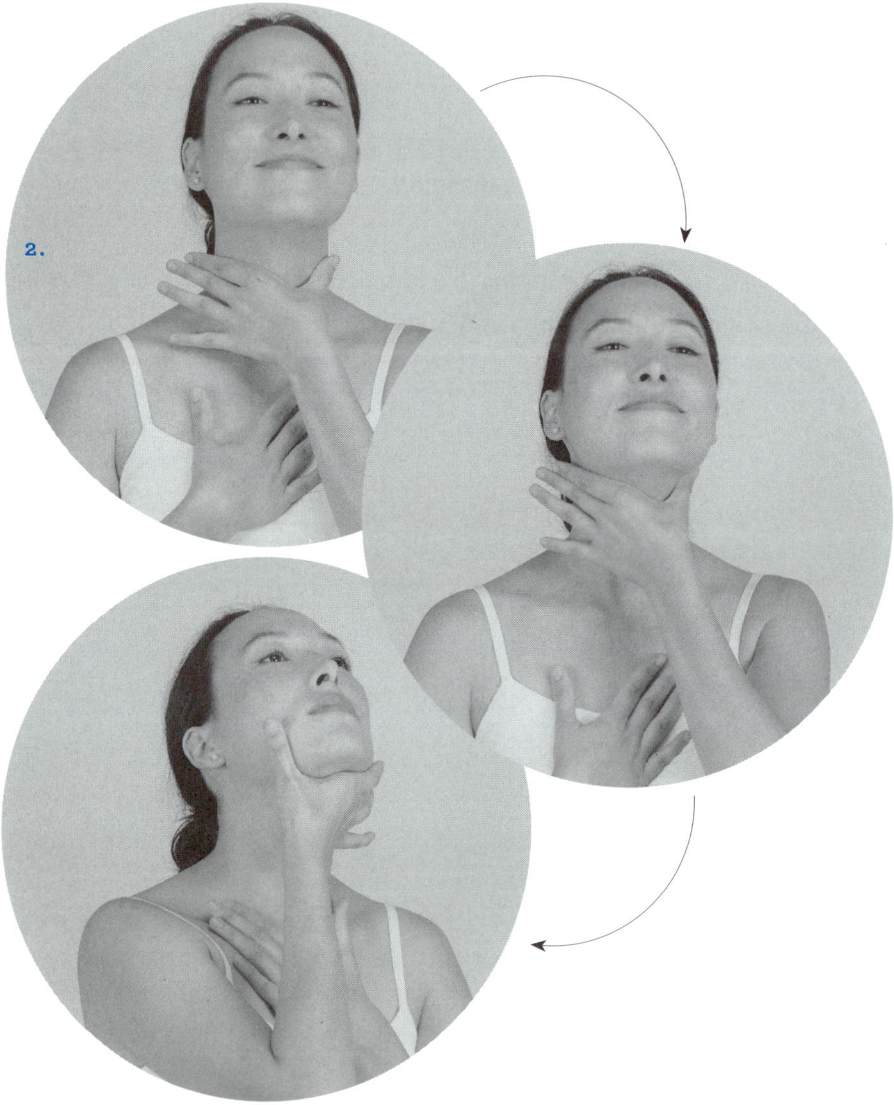

Paso 3. Termina masajeando el cuello de arriba abajo con ambas manos. Haz un recorrido desde el mentón hasta la zona de las clavículas para activar la circulación.

Pega bien la palma de las manos y ve alternándolas si te resulta fácil. Si no, puedes hacerlo con una sola mano.

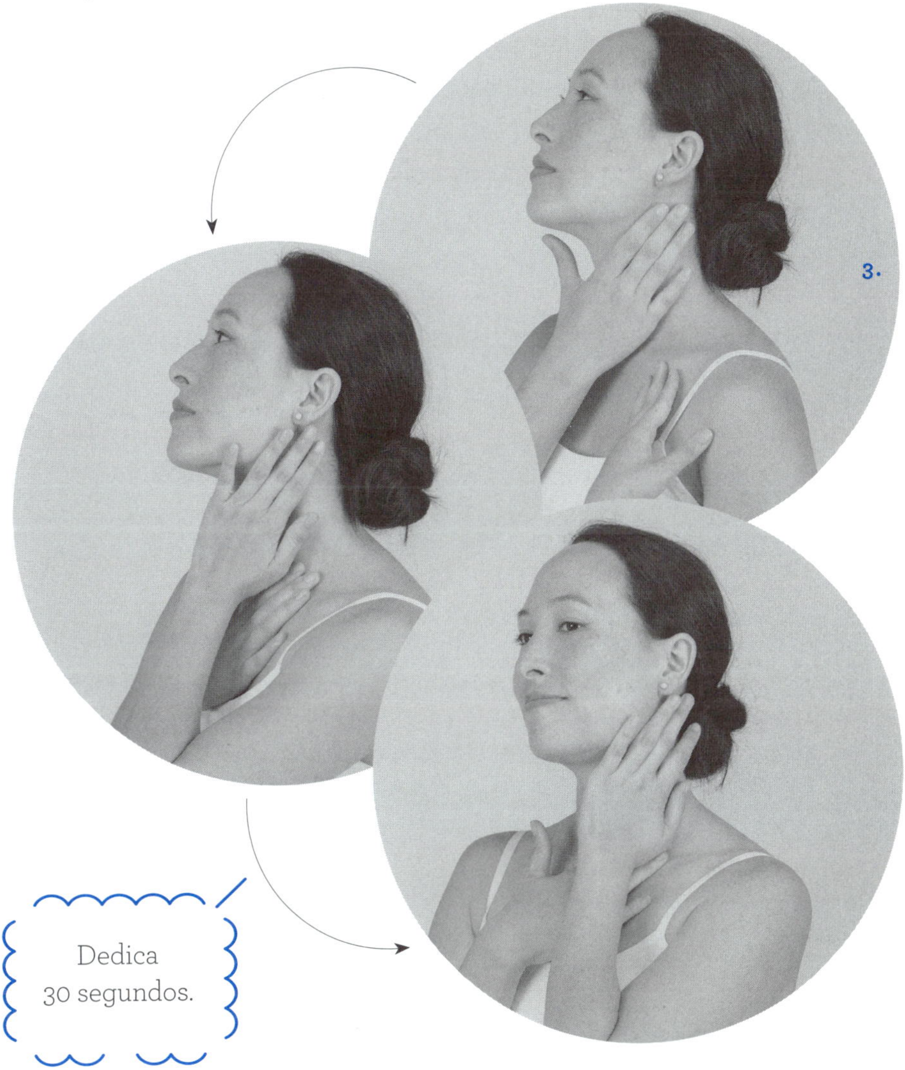

3.

Dedica 30 segundos.

Para embellecer el escote y resaltar las clavículas

Algunas personas consideran que tener unas clavículas pronunciadas embellece el escote. Si es tu caso, puedes realizar un sencillo masaje para resaltarlas. Además, masajear la zona de la clavícula también ayuda a mejorar la circulación y el drenaje linfático tanto del escote como del rostro, ya que en este punto se encuentran los ganglios linfáticos claviculares. Por ello, en algunos salones de belleza empiezan masajeando esta zona antes de hacer un masaje facial.

Para realizar el masaje que te propongo deberás aplicarte una crema hidratante o un aceite en la zona del cuello y el escote.

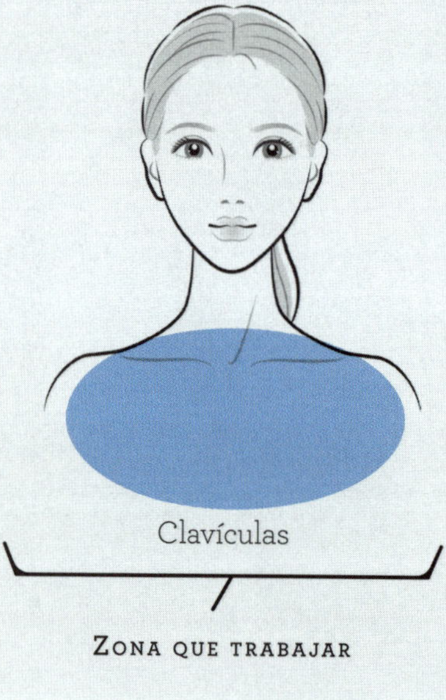

Zona que trabajar

Beneficios

Realza las clavículas.

Mejora la postura con el pecho más abierto.

Ayuda a relajar (antiestrés).

Mejora la circulación y el drenaje linfático (tiene un efecto détox).

Reduce la hinchazón de la cara, por lo que combate y previene la aparición de arrugas y la flacidez.

Reduce las ojeras y las bolsas alrededor de los ojos.

Aporta un color más saludable al rostro.

Mejora la absorción de los productos que se apliquen en el rostro.

Paso 1. Agarra con los dedos índice y pulgar el inicio de la clavícula (por el lado cercano al esternón). Ve pellizcando ligeramente con una fuerza que te sea agradable desde el centro hasta llegar al otro extremo.

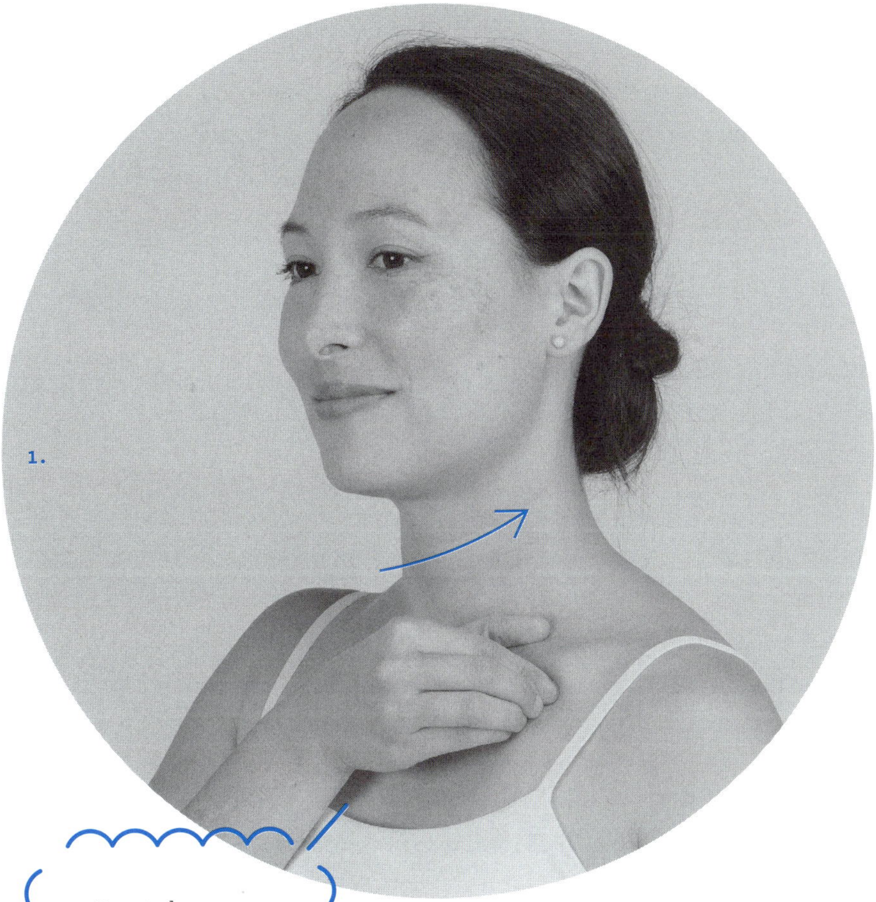

Repítelo 3 veces seguidas en la clavícula derecha y en la izquierda.

Paso 2. Cierra el puño y masajea la parte inferior de la clavícula dibujando círculos. De nuevo, ve de dentro afuera. Haz 3 repeticiones y mantente en este lado para realizar el siguiente paso.

2.

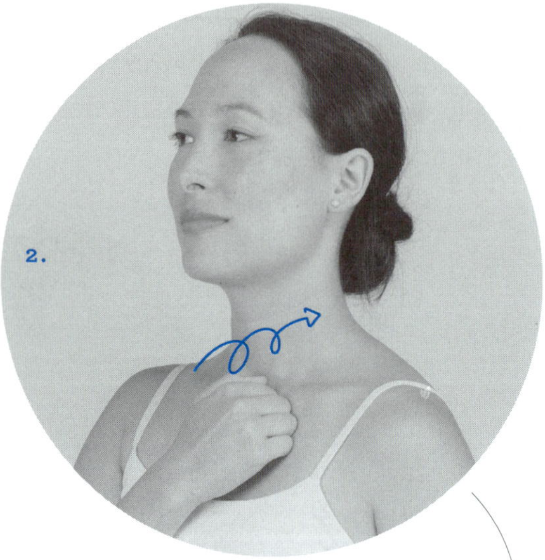

Paso 3. Masajea trazando círculos justo por donde empieza el brazo (antes de llegar a la axila). Te resultará más fácil si levantas el brazo.

Cuando hayas terminado los pasos 2 y 3 a un lado, hazlos de nuevo al otro lado.

3.

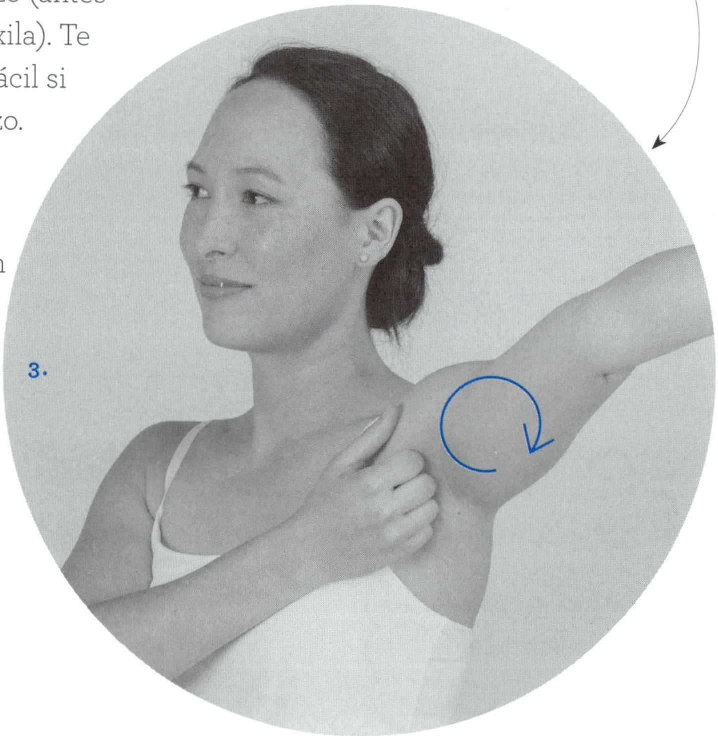

Paso 4. Masajea las clavículas sujetándolas entre los dedos índice y corazón. Desliza los dedos de dentro afuera. Haz este movimiento unas 10 veces a cada lado.

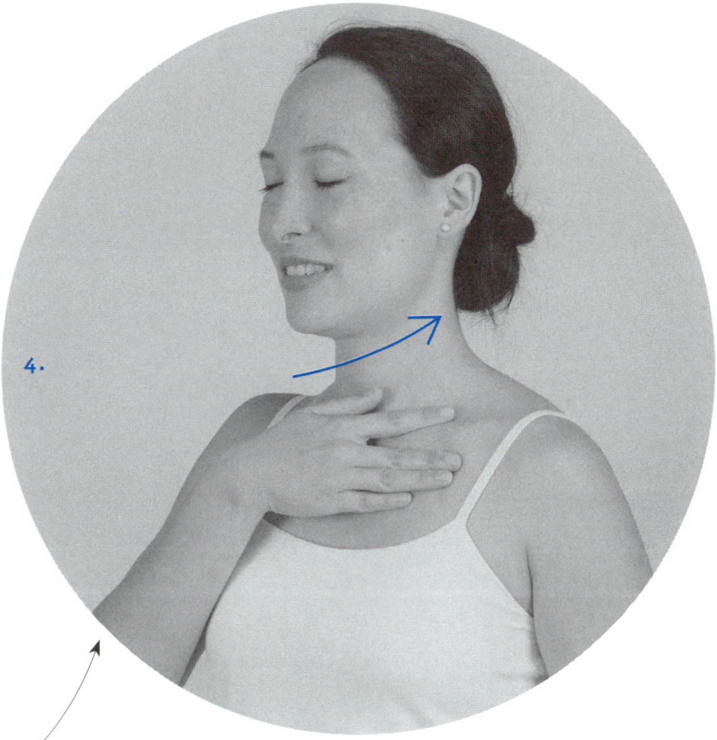

Si te duele, tal vez tengas tensión acumulada por cansancio o estrés. También puede ser que tengas sustancias de desecho saturadas. El masaje te ayudará a drenarlas a través de los ganglios linfáticos.

Consejo

Si tienes tiempo y aún no has practicado los masajes para activar la circulación de los hombros y el cuello, puedes terminar con ellos como un paso extra (página 133).

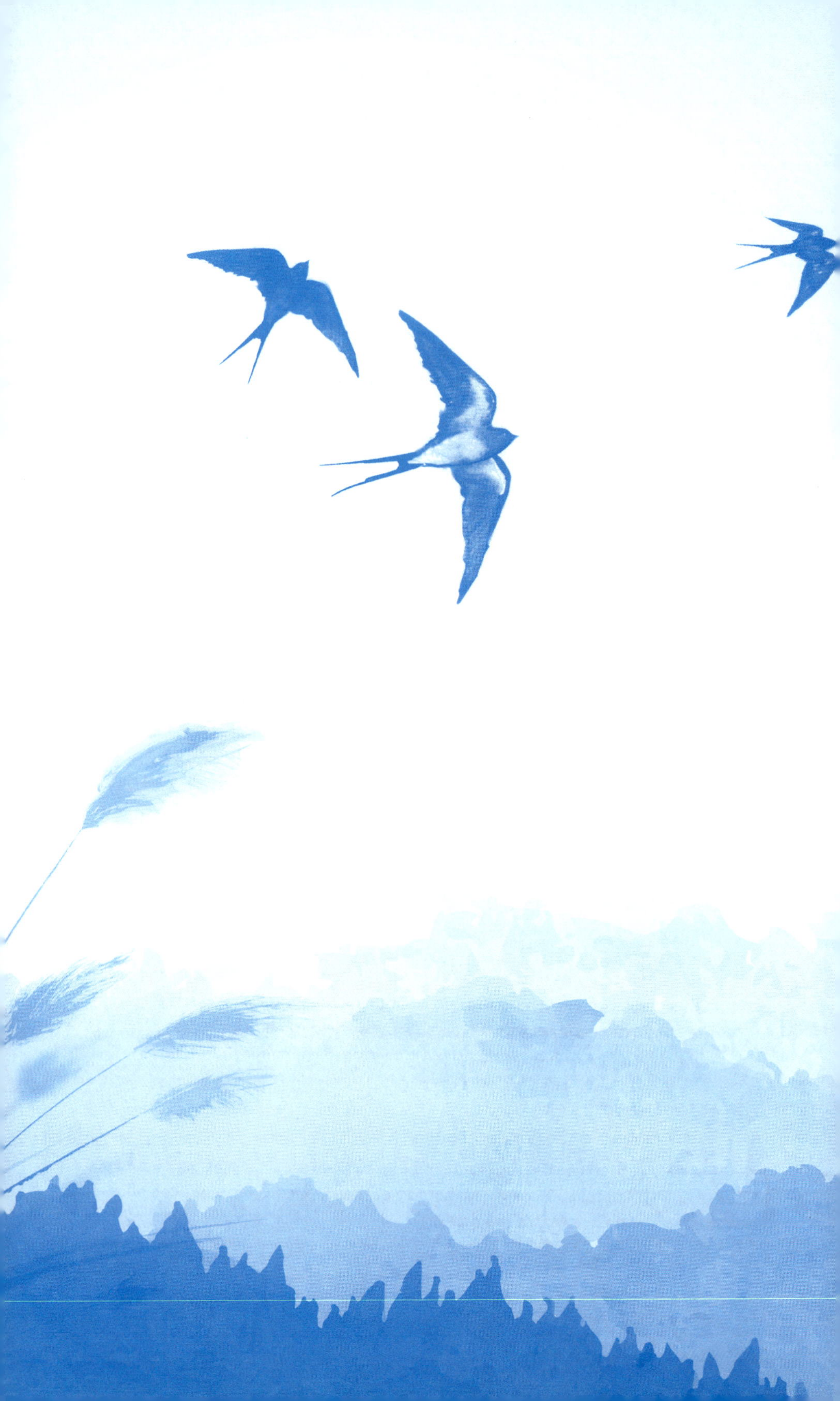

6/

RUTINAS DE YOGA FACIAL PARA MOMENTOS CLAVE

Como hemos visto, los ejercicios de yoga y los masajes faciales pueden practicarse en cualquier momento del día y son una herramienta estupenda para incorporar a tu vida cotidiana. Aunque todos son aptos para cualquier momento, aquí reúno algunas secuencias que te ayudarán a sacar el máximo partido a la piel de tu rostro en distintas ocasiones.

Recuerda que puedes utilizar estas rutinas como referencia y que puedes añadir o quitar cualquier ejercicio que te apetezca o se adecúe más a tus necesidades en cada momento.

Te invito a que tú también te crees tu propia rutina.

RUTINA DE MAÑANA PARA EMPEZAR BIEN EL DÍA

5 MINUTOS

Es muy habitual que el rostro se muestre hinchado al despertarnos, ya que al estar estirados durante muchas horas, se estancan los líquidos en la cara. Por ello te sugiero una sencilla rutina que puedes realizar por la mañana, tras haberte aplicado tu crema hidratante habitual, y que sirve para activar la circulación y reducir el volumen facial. Con ella se reducen las bolsas de los ojos y las ojeras, lo que permite tener una mirada despierta, además de marcarse bien el contorno de la cara. Todo esto teniendo en cuenta que por las mañanas no solemos tener mucho tiempo.

1. Activa primero la circulación de alrededor de los hombros.

Ejercicio para descargar la tensión de los hombros *(página 63)*

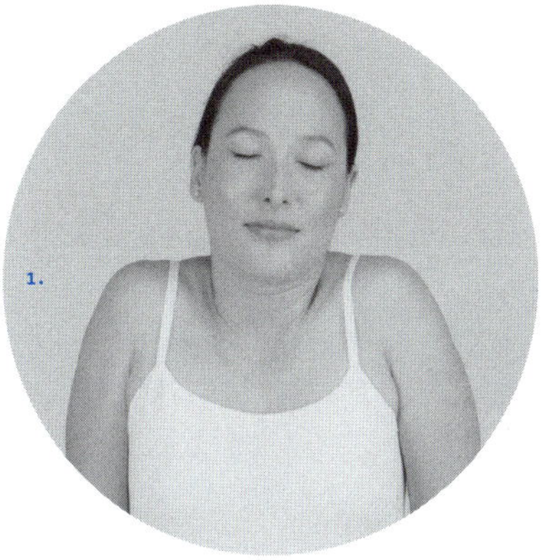

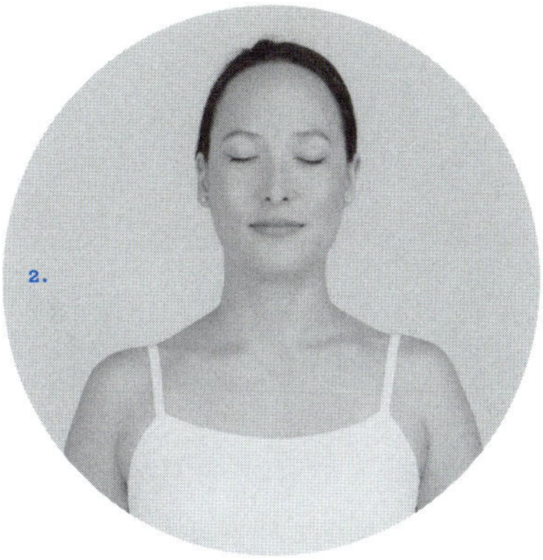

2. Haz unos sencillos estiramientos de cuello para despertar el cuerpo.

Ejercicio para estirar el cuello *(página 64)*

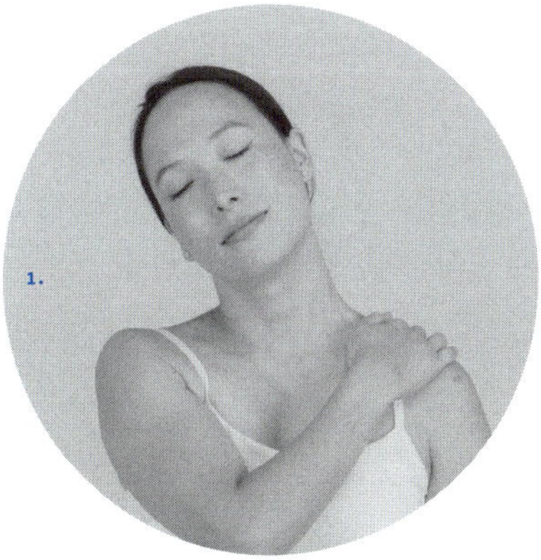

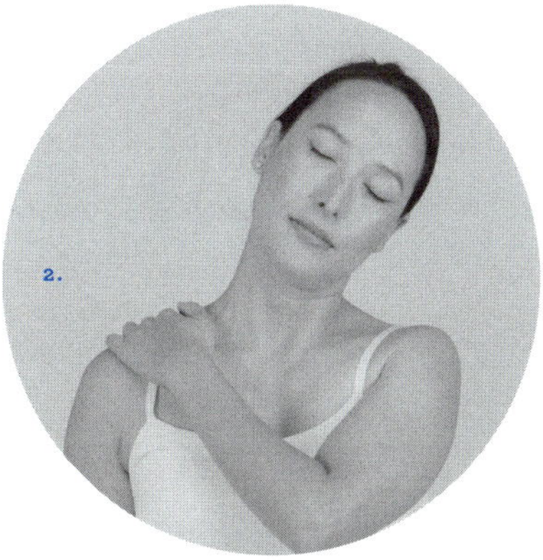

3. Mejora la circulación y elimina la flacidez del rostro.

Ejercicio para deshinchar el rostro *(página 69)*

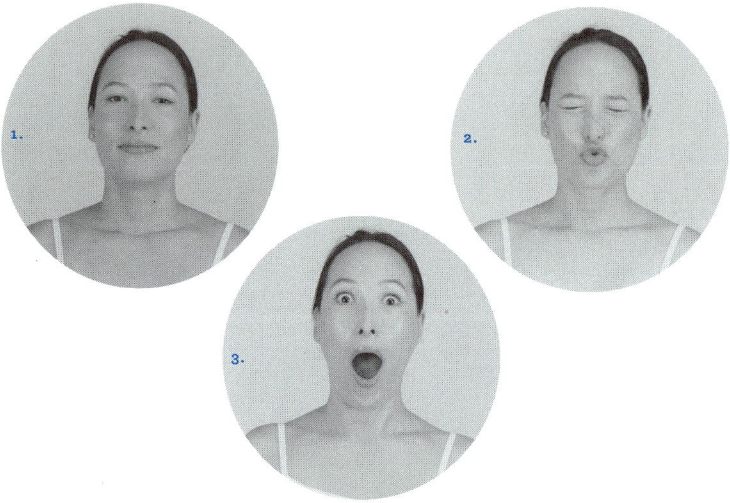

4. Define una bonita línea de la mandíbula.

Ejercicio para definir el contorno de la cara *(página 73)*

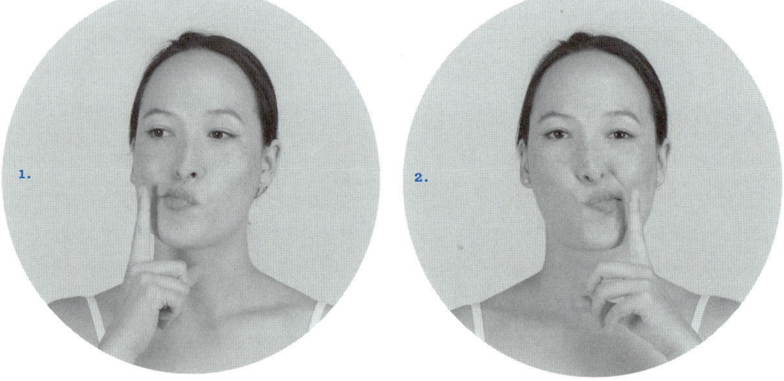

5. Reduce las bolsas y las ojeras.

Ejercicio para eliminar bolsas y ojeras *(página 103)*

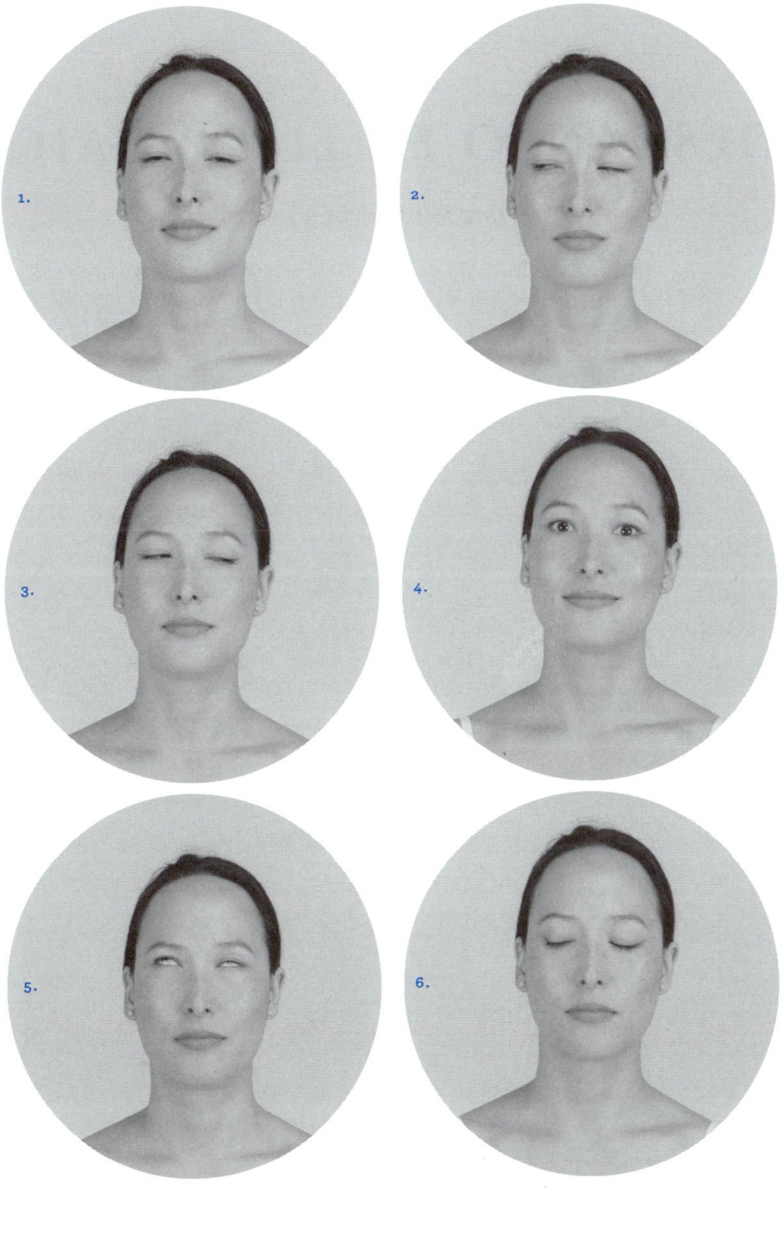

DESCANSO EN EL TRABAJO

Despéjate en menos de 3 minutos

Ya sea en la oficina o en tu casa, si trabajas delante de un ordenador, debes tomarte esos descansos tanto para tu cuerpo como para tu mente. Cuando estamos cansados y estresados, se nos suele tensar la zona de los pómulos y, por ello, al final del día suelen marcarse más las líneas de marioneta. Además, trabajar durante horas frente al ordenador nos causa fatiga ocular y mental.

Aquí tienes 3 ejercicios que puedes hacer en cualquier momento y lugar.

1. Relaja los pómulos con el cuarto ejercicio de los surcos nasogenianos.

Ejercicio para atenuar los surcos nasogenianos y las líneas de marioneta *(página 115)*

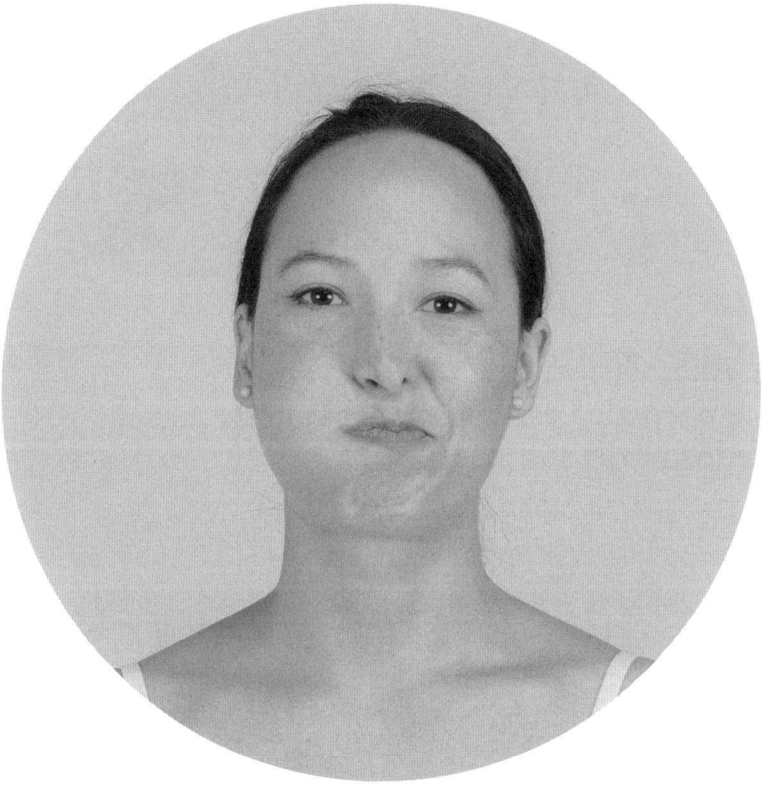

2. Masajea tus orejas para despejarte.

Masaje de orejas *(página 93)*

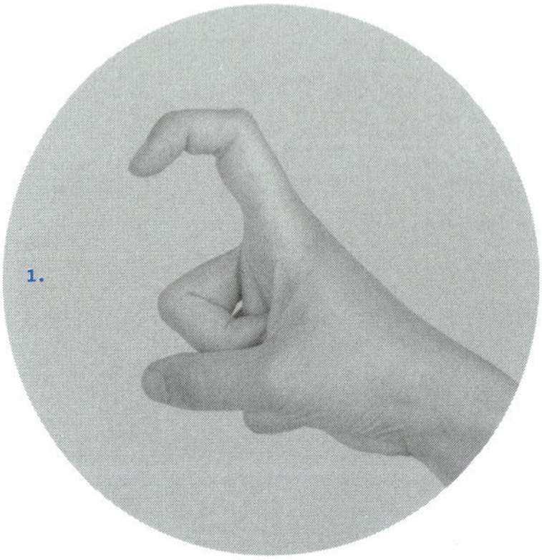

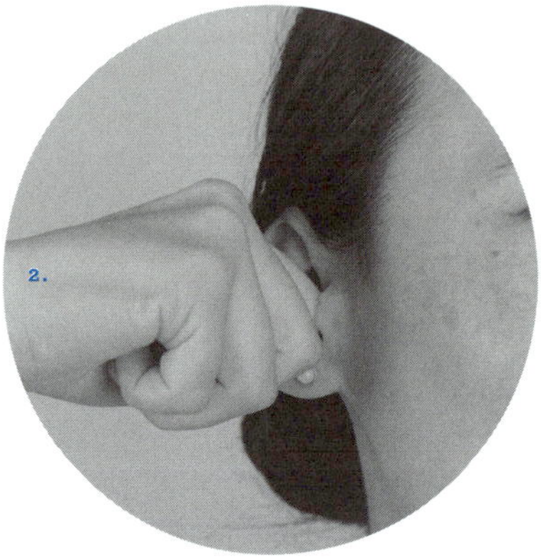

3. Alivia la fatiga ocular y levanta los párpados caídos con el segundo masaje de los párpados caídos.

Masaje para elevar los párpados caídos *(página 108)*

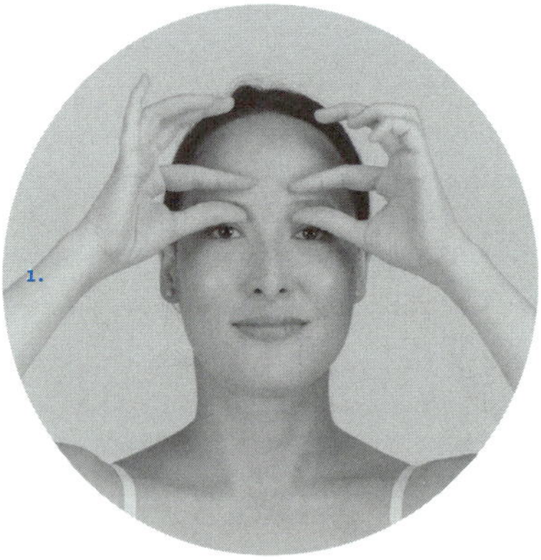

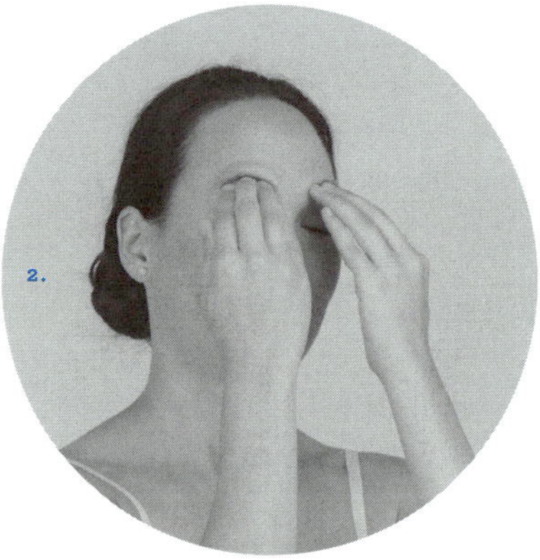

Utiliza estos ejercicios para descansar la vista, despejarte y recargar energía.

HABLA EN PÚBLICO Y ATRAPA TODAS LAS MIRADAS

2 MINUTOS

Del mismo modo que respirar hondo antes de hacer una presentación calma los nervios, el yoga facial también te puede ayudar a relajar el rostro. Te propongo la siguiente secuencia, que te resultará útil cuando tengas que dar un discurso o hacer una presentación frente a un grupo de personas.

1. Abre tu mirada con el ejercicio de los párpados caídos.

Ejercicio para levantar los párpados caídos *(página 107)*

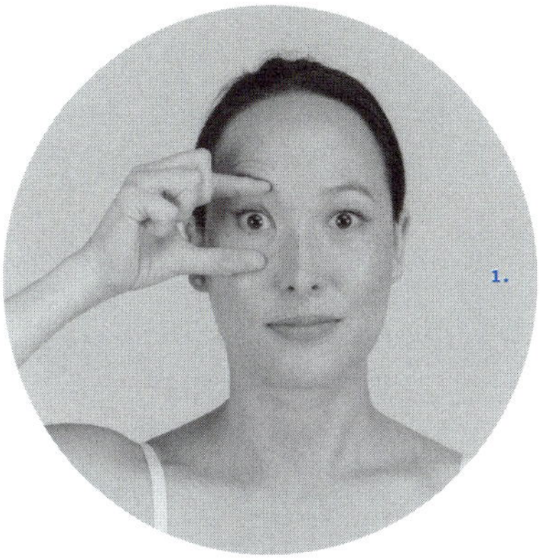

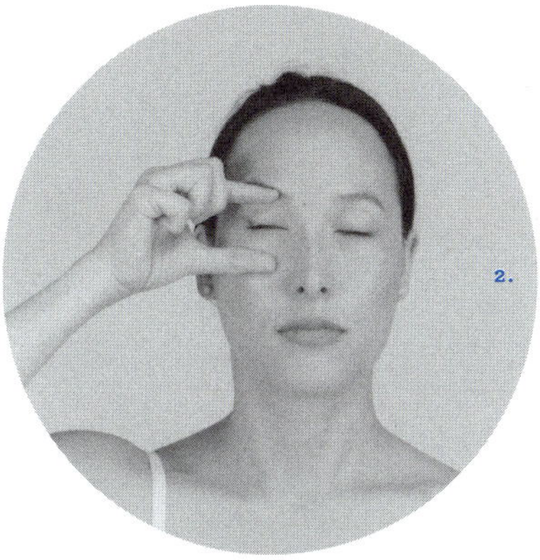

2. Reduce la tensión de los labios y las mejillas con el ejercicio de labios bonitos.

Ejercicio para rejuvenecer los labios *(página 125)*

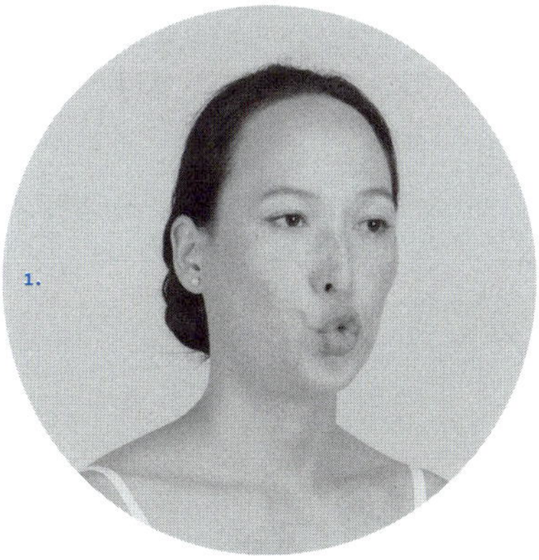

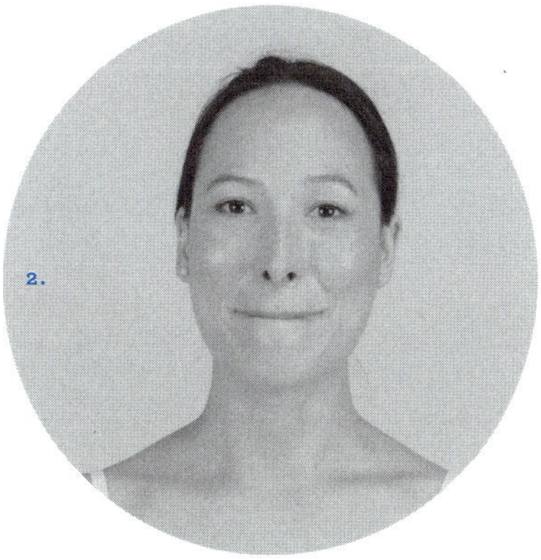

3. Realiza el ejercicio de las vocales para relajar la tensión de la cara.

Ejercicio A-I-U-E-O *(página 77)*

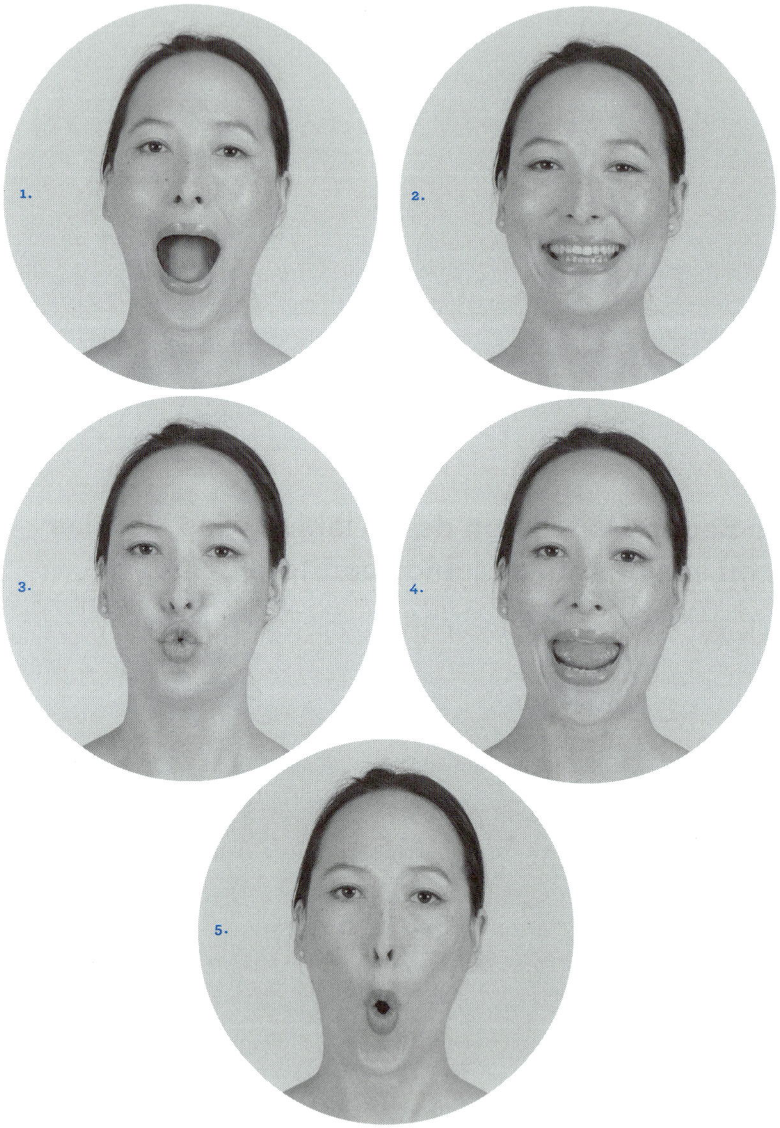

Con esta rutina conseguirás una mirada fresca y despejada. Relajarás la tensión del rostro, y en especial de la mandíbula y los labios, para poder comunicar con claridad.

RADIANTE PARA UN EVENTO ESPECIAL

5 MINUTOS

Para aquellas fechas señaladas en las que quieres tener un aspecto radiante, te propongo la siguiente secuencia. Si puedes, empieza a practicarla unos 10 días antes del evento.

Esta rutina está disponible
en mi canal de YouTube.

1. Empieza masajeando el escote para resaltar las clavículas y tener un buen drenaje linfático.

Ejercicio para embellecer el escote y resaltar las clavículas

(página 137)

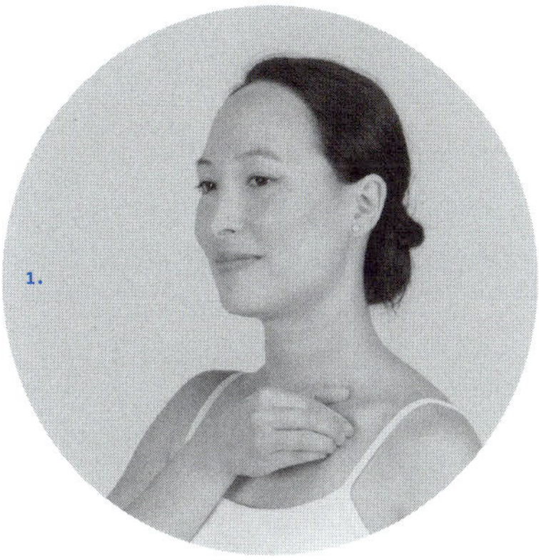

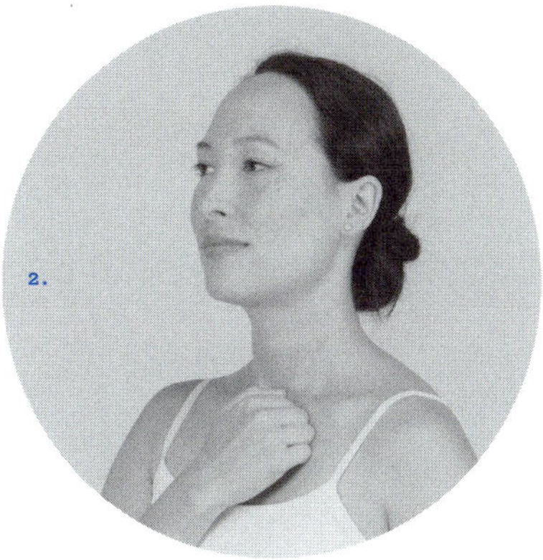

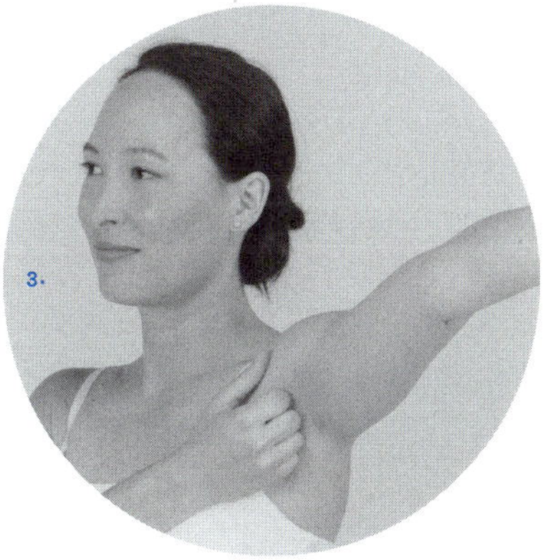

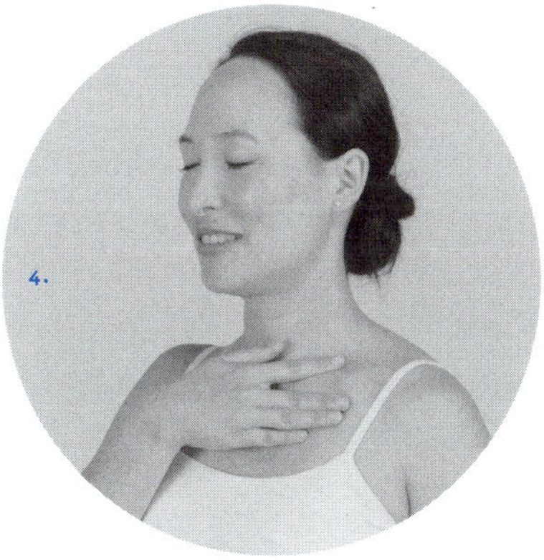

2. Elimina la flacidez y define el contorno facial.

Ejercicio para definir el contorno de la cara *(página 73)*

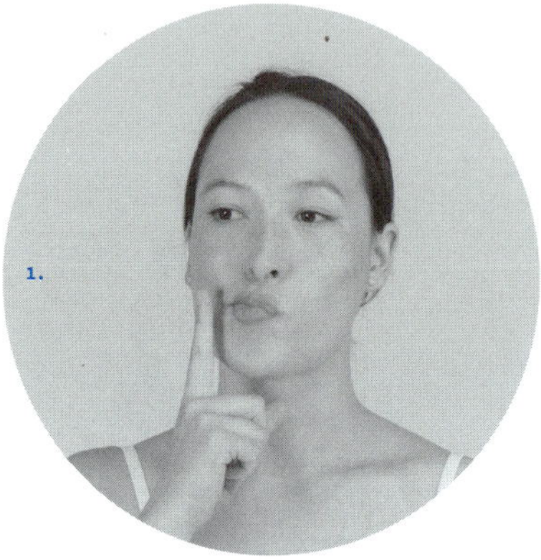

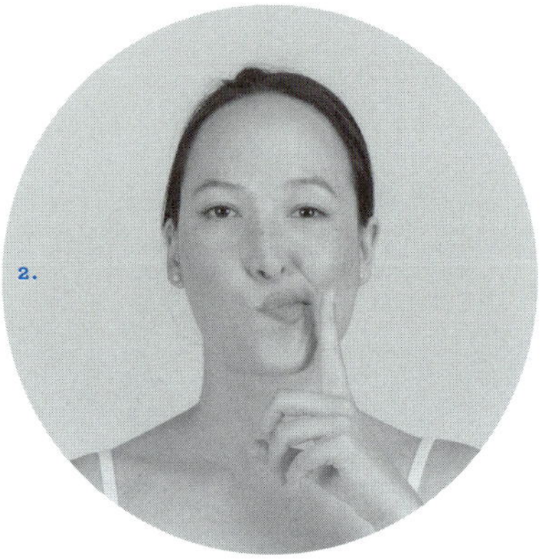

3. Resalta tus pómulos y consigue un aspecto juvenil.

Ejercicio para elevar los pómulos *(página 111)*

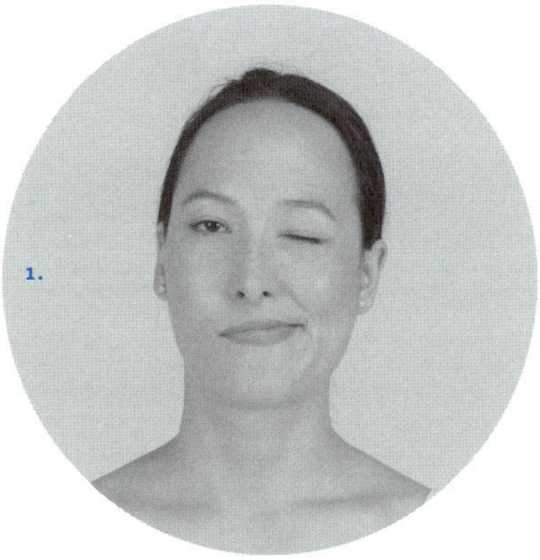

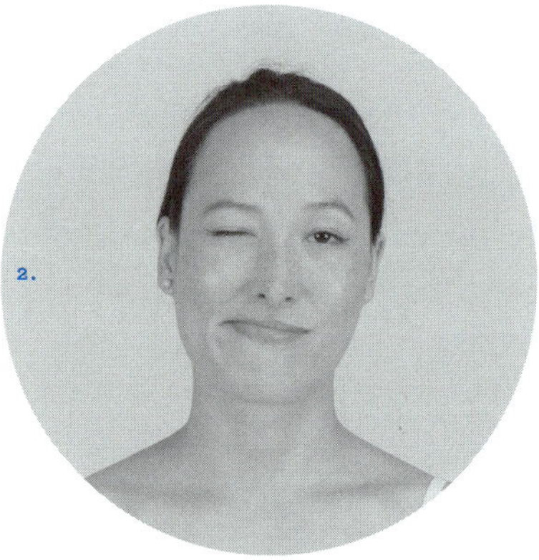

4. Trabaja el contorno de los ojos para una mirada deslumbrante.

Ejercicio para atenuar las patas de gallo y las bolsas de los ojos *(página 99)*

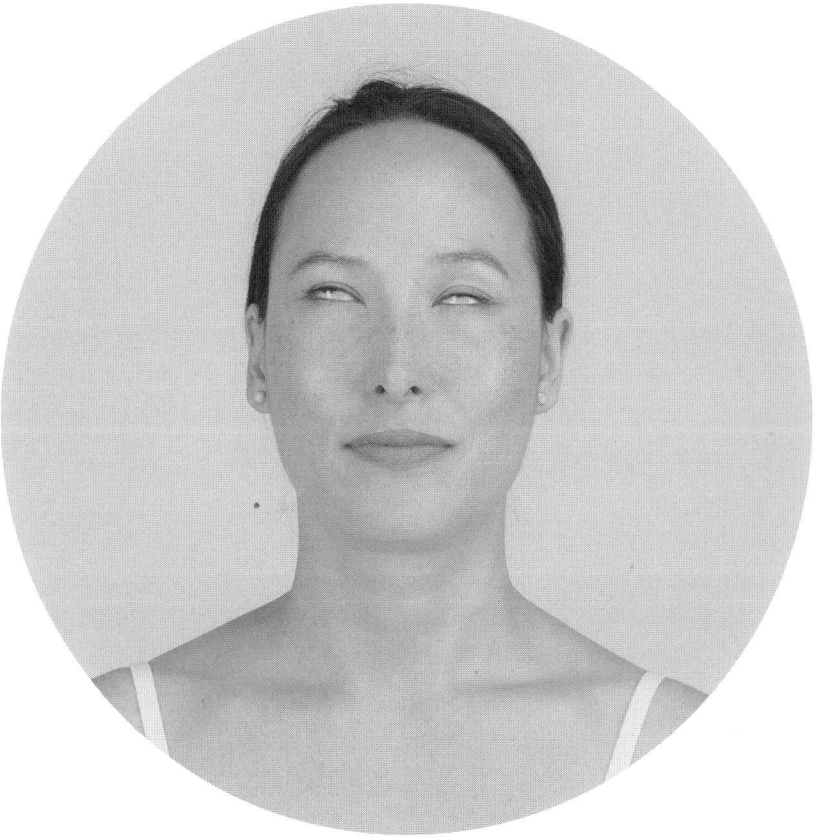

5. Combate las arrugas de la frente.

Ejercicio para suavizar las arrugas de la frente *(página 85)*

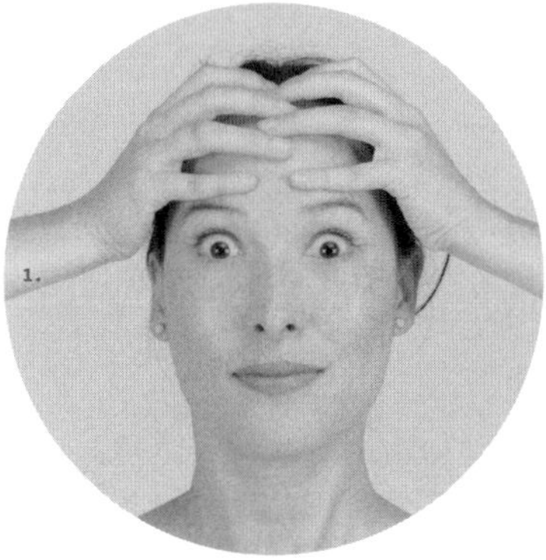

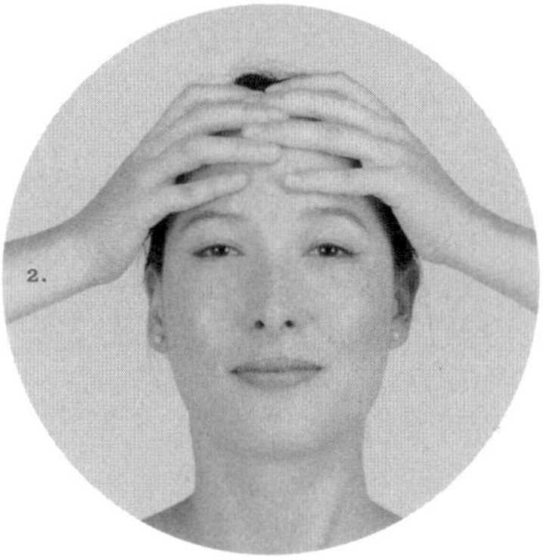

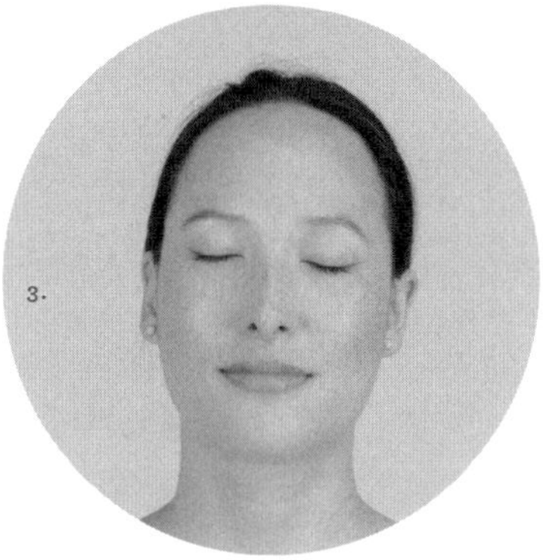

Con esta rutina lograrás un efecto *lifting* en todo el rostro, resaltarás los pómulos y podrás presumir de un bonito escote.

RUTINA DE NOCHE

Tus 10 minutos de relax

Tras una larga jornada, ha llegado tu momento de relax. Realiza esta serie de ejercicios para deshacer las líneas de expresión que se suelen marcar con el cansancio. Esta rutina nocturna borra las líneas de los surcos nasogenianos y relaja la musculatura para favorecer un buen descanso. Es perfecta para incorporar a tu rutina de belleza, tras aplicarte tu crema de noche habitual.

Esta rutina está disponible
en mi canal de YouTube.

1. Empieza descargando la tensión que has acumulado en los hombros a lo largo del día.

Ejercicio para descargar la tensión de los hombros *(página 63)*

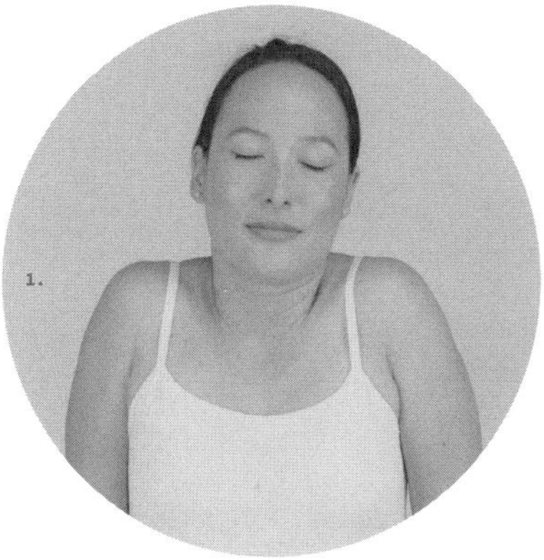

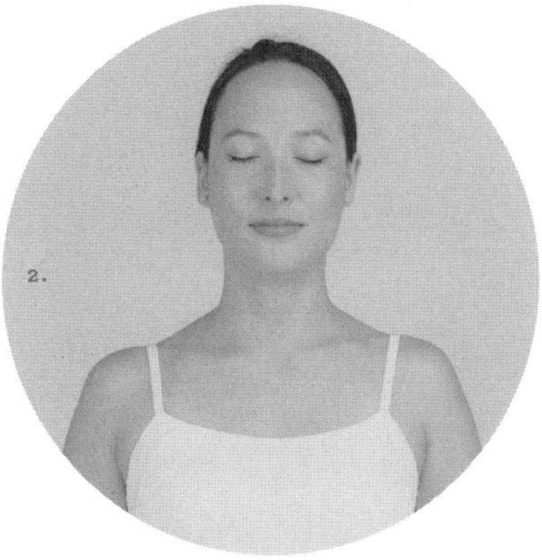

2. Estira el cuello para mejorar la circulación.

Ejercicio para estirar el cuello *(página 64)*

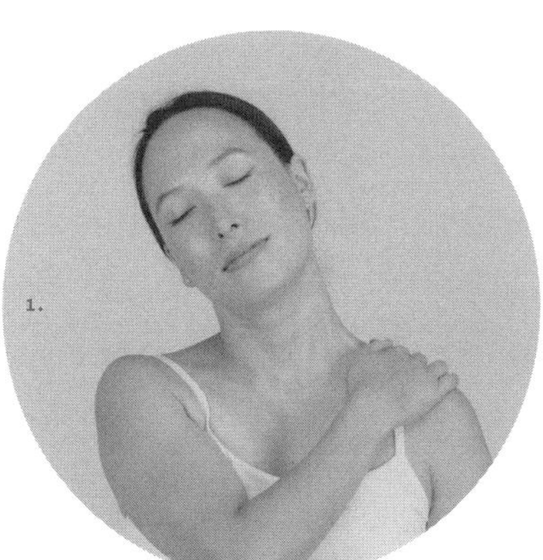

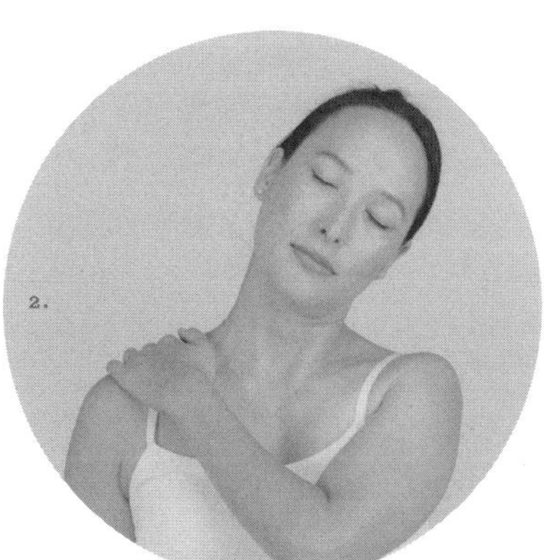

3. Relaja la musculatura del cuello con un sencillo masaje.

Masaje para relajar la musculatura del cuello *(página 65)*

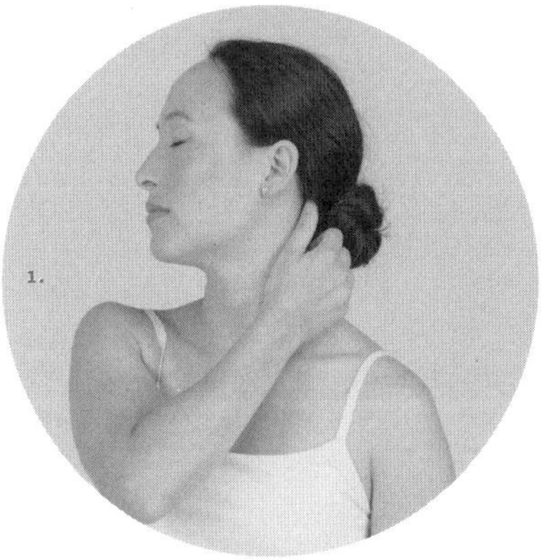

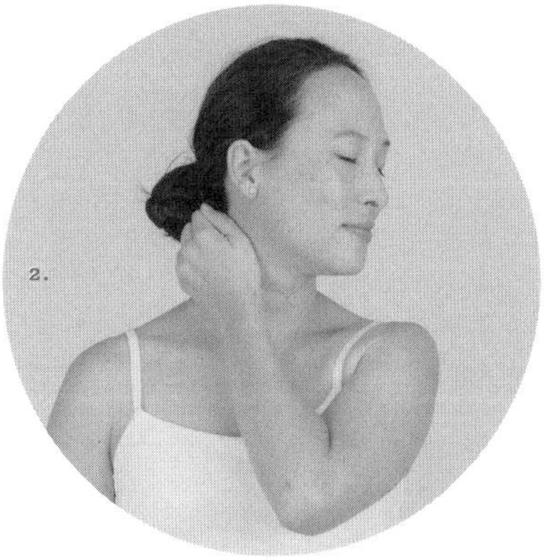

4. Relaja hombros y activa el drenaje linfático en la zona de las clavículas.

Masaje para relajar los hombros y mejorar el drenaje linfático *(página 66)*

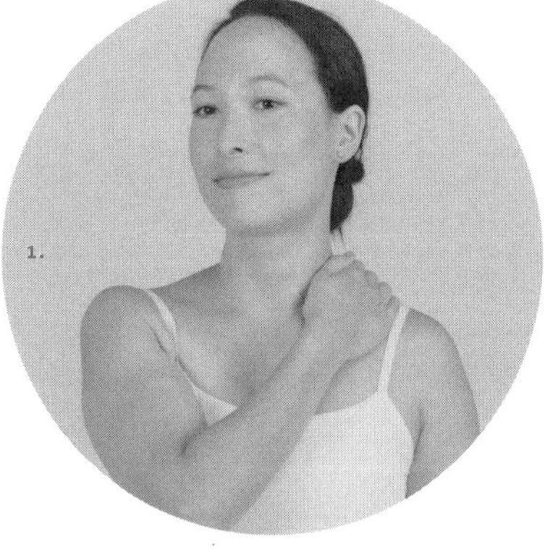

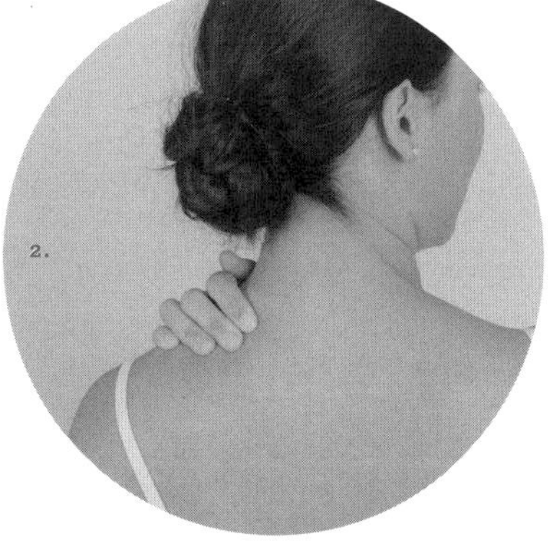

5. Combate las arrugas de la frente.

Ejercicio para suavizar las arrugas de la frente *(página 85)*

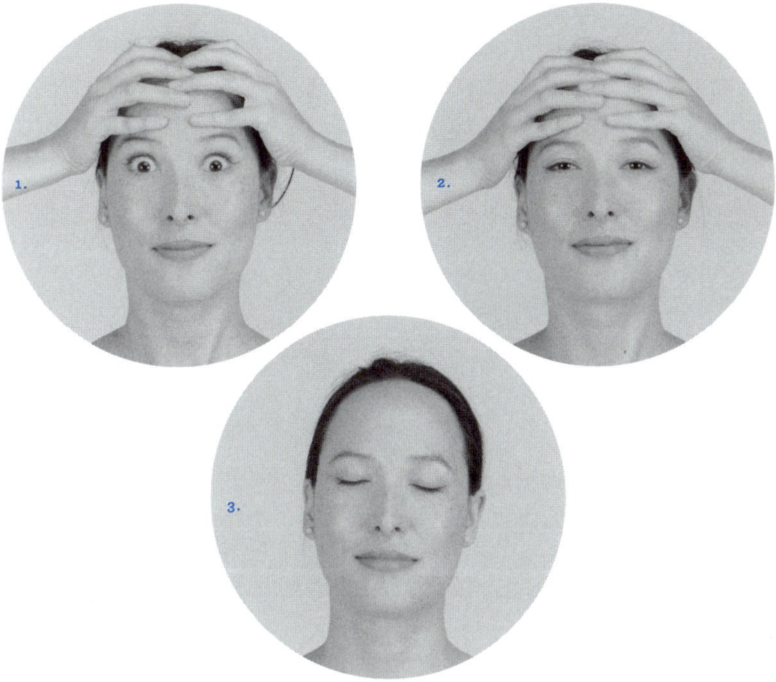

6. Elimina los surcos nasogenianos que se forman con el cansancio.

Masaje para eliminar las arrugas del surco nasogeniano *(página 119)*

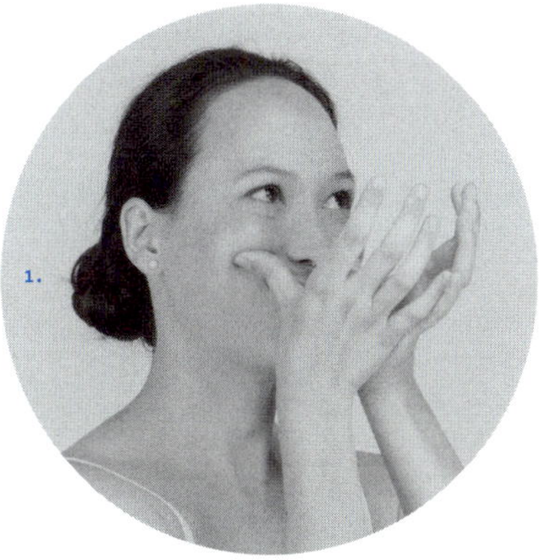

7. Destensa los músculos del entrecejo.

Masaje para combatir las arrugas del entrecejo *(páginas 89 y 90)*

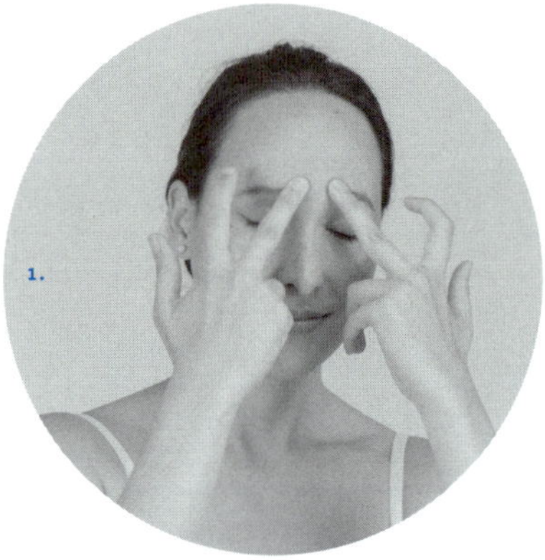

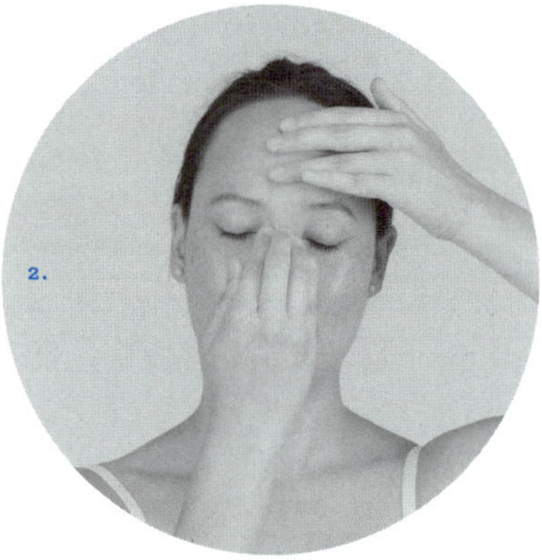

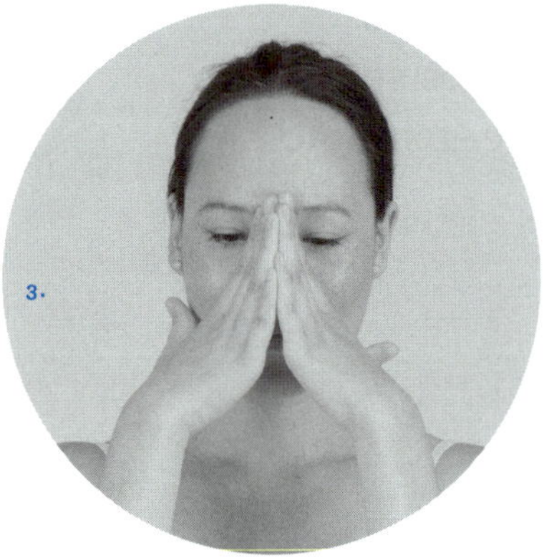

8. Relájate masajeando el cuero cabelludo.

Masaje para destensar el cuero cabelludo *(página 79)*

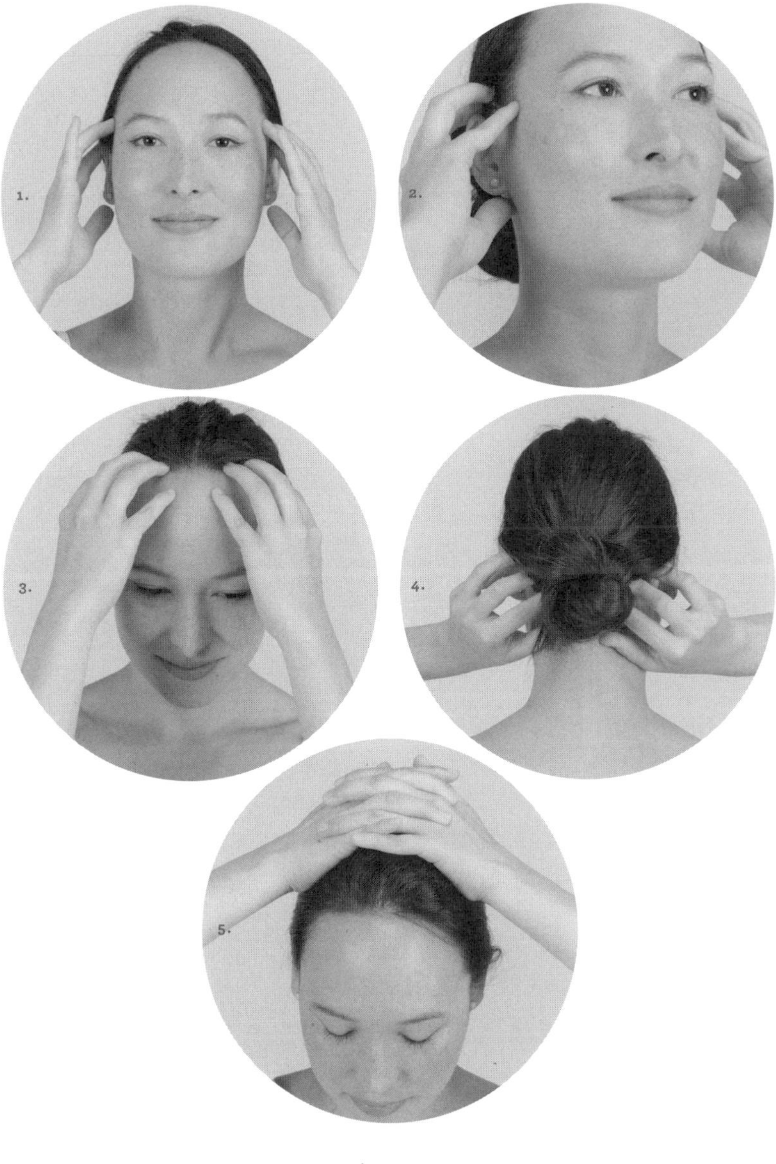

9. Relaja la mandíbula con el ejercicio de las vocales.

Ejercicio A-I-U-E-O *(página 77)*

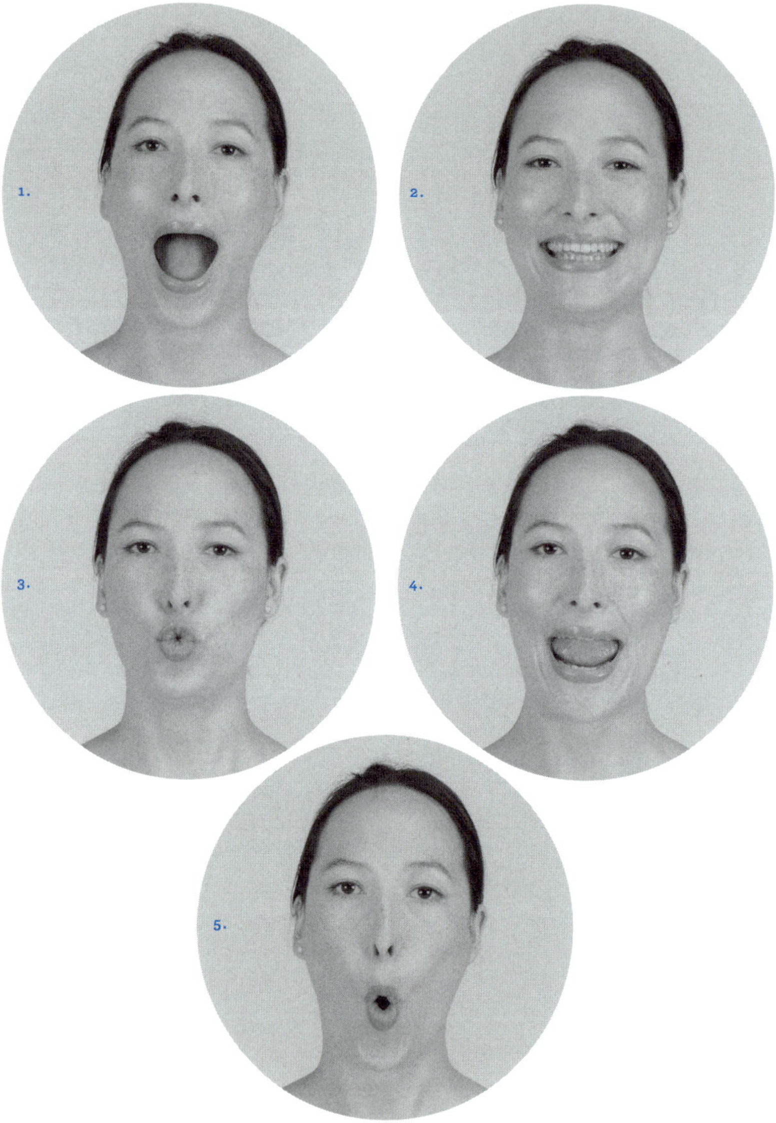

Estos ejercicios son perfectos para incorporar a tu rutina de belleza, tras aplicarte tu crema de noche habitual.

7/

OTROS ASPECTOS QUE INFLUYEN EN EL ROSTRO

Si bien el yoga facial y los masajes son herramientas maravillosas para cuidar la piel, hay otros aspectos que no debemos pasar por alto para lucir una tez bella y saludable y que están directamente relacionados con nuestro estilo de vida y su efecto en la salud corporal. Aquí me gustaría invitarte a reflexionar sobre ello, ya que creo que no somos pocos los que nos pasamos la mayoría del tiempo viviendo en piloto automático, dejándonos llevar por la rutina cotidiana.

Son los pequeños hábitos que incorporamos a nuestro día a día los que marcan una gran diferencia en nuestra salud física, mental y emocional.

¿Cómo es tu día a día? ¿Incorporas de forma consciente hábitos que te hacen sentir bien? No estoy hablando de nada extraordinario, sino más bien lo contrario.

PROTECCIÓN SOLAR

El uso del protector solar es tan importante que no podía faltar un apartado en este libro dedicado a él. Es nuestro gran aliado para prevenir manchas y arrugas, ya que, como bien sabemos, el sol es el principal causante del envejecimiento cutáneo prematuro. En Japón y en muchos otros países de Asia es habitual llevar protector solar en el bolso, pero en muchos lugares de Europa, su uso aún se limita a aquellas ocasiones en las que se hacen actividades en pleno sol y al aire libre. Incluso podríamos decir que en buena parte de Europa el protector solar se asocia a épocas estivales y cae en el olvido en invierno, lo cual es un grave error.

Afortunadamente, cada vez estamos más concienciados de los peligros del sol y cada vez más personas se aplican protector solar antes de salir de casa. Vamos a ver por qué es tan necesario utilizarlo todo el año y cómo emplearlo correctamente.

En primer lugar debemos saber que existen dos tipos de rayos ultravioleta que pueden alcanzar nuestra piel: los rayos UVB y los UVA.

Rayos UVB

Los rayos UVB son aquellos de los que nos solemos proteger cuando vamos a la playa o realizamos alguna actividad en el exterior. Para ello, nos fijamos en el conocido factor de protección solar (FPS o FPS) que se indica en los envases de los protectores. Estos rayos son los responsables de broncearnos la piel, pero también nos pueden causar enrojecimiento cutáneo, quemaduras e incluso cáncer de piel. En otoño y en invierno bajan su intensidad de forma considerable.

Rayos UVA

Los rayos UVA no broncean la piel ni causan daños inmediatos visibles, como pueden ser las quemaduras, y por ello es más fácil que los pasemos por alto. Sin embargo, lo cierto es que estos rayos penetran de forma más profunda en la piel que los UVB. Si no nos protegemos, pueden romper las fibras elásticas y el colágeno de la dermis, lo cual lleva a la aparición de arrugas y al envejecimiento de la piel.

Aunque es verdad que bajan su intensidad en otoño e invierno, los rayos UVA siguen presentes a un nivel considerable y continúan siendo perjudiciales para la piel durante todo el año. De ahí la importancia de protegernos también en los meses de frío. Además, se ha demostrado que los UVA atraviesan la mayoría de los cristales, por lo que debemos tener cuidado también en interiores y dentro de vehículos.

Para protegernos frente al sol debemos hacer un buen uso de los protectores solares, además de asegurarnos de que cumplen una serie de características. Esto último es algo que debemos comprobar que esté indicado en el envase del producto. Gran parte de los protectores mencionan en sus envases que sirven tanto para los rayos UVB como para los UVA. En algunos también encontramos las siglas PA con algún signo más (+). Esto nos informa del grado de protección frente a los rayos UVA. Cuantos más signos +, más protección. En el mercado podemos encontrar desde un signo + hasta un máximo de 4.

RECOMENDACIONES DE USO DEL PROTECTOR SOLAR

+~++: para el día a día *(para paseos cortos, para salir a comprar, para ir a la oficina, etc.).*

++~+++: si vamos a estar de 1 a 2 horas en el exterior *(práctica de deporte, paseos largos, etc.).*

+++~++++: si pasamos muchas horas en el exterior en un día soleado *(actividades de agua, excursiones, deportes de aventura, etc.)* o para personas sensibles a los rayos ultravioleta.

ALIMENTACIÓN

Por mucho que te esfuerces en cuidar tu piel desde fuera, si no la nutres desde dentro, es difícil que consigas buenos resultados. Aquí comparto algunos puntos clave para que aprendas a proporcionarle el mejor alimento posible.

Consume alimentos fermentados y alimentos ricos en fibra

Para empezar, debes tener en cuenta que para tener una piel sana, es necesario cuidar la flora intestinal, ya que si está alterada, hará que la piel esté seca y áspera. La alimentación influye en gran medida en el estado de la flora intestinal, así que si elegimos alimentos que la beneficien, podemos conseguir que esté en equilibrio.

LOS PUNTOS CLAVE PARA MANTENER UN ECOSISTEMA INTESTINAL EQUILIBRADO SON LOS SIGUIENTES:

- Aumentar las llamadas «bacterias buenas» del intestino.
- Alimentar estas bacterias.
- Realizar comidas ligeras (fáciles de digerir).
- Mejorar la digestión para favorecer la absorción de los nutrientes.

Para conseguir una piel bella se aconseja tomar alimentos fermentados y alimentos ricos en fibra, así como consumir frutas de temporada a diario.

Los alimentos fermentados contienen una gran cantidad de probióticos (bacterias beneficiosas para la salud), lo cual aumenta notablemente la cantidad de bacterias buenas en el organismo. Los alimentos fermentados son realmente ricos en microorganismos que favorecen la digestión y el buen funcionamiento del intestino. Estos son algunos ejemplos de alimentos probióticos: yogur, queso, miso, natto, kimchi, chucrut, kéfir, etc.

Por otro lado, la fibra alimentaria sirve de alimento para estas bacterias intestinales y las fortalece. Podemos encontrar un gran número de alimentos ricos en fibra en frutas, verduras y granos enteros. Estos son algunos ejemplos: boniato, setas, algas, lechuga, espinacas, espárragos, zanahorias, nabos, calabaza, brócoli, judías verdes, manzana, plátano, etc.

Al ingerir alimentos fermentados, enviamos bacterias buenas al intestino. Si además las alimentamos con el consumo de fibra, conseguimos reforzar aún más la flora intestinal.

Las frutas y verduras de temporada, un poderoso alimento antienvejecimiento

Para tener un metabolismo sano y activo es esencial un buen funcionamiento de las enzimas. Las frutas de temporada contienen una gran cantidad de enzimas que favorecen el sistema digestivo y el buen funcionamiento del metabolismo. Por ello se recomienda su consumo diario. Dicho esto, debes tener en cuenta que al calentar la fruta a una temperatura superior a 48 °C, se destruyen la mayoría de sus enzimas, así que es mejor consumir la fruta cruda.

Aprovecha la temporada de las fresas en primavera, ya que tienen un elevado contenido de vitamina C, que interviene en la producción de colágeno. En verano es ideal comer sandía, ya que contiene un gran poder antioxidante, además de propiedades antienvejecimiento, quemagrasa y diuréticas. En otoño y hasta principios de invierno, la pera nos ayuda a tener bien equilibrada la flora intestinal. Por otro lado, frutas como la naranja o la mandarina previenen la oxidación y contienen nobiletina (flavonoide), que dificultan la acumulación de grasa.

El ritual de comer

Para tener una buena digestión es tan importante lo que ingerimos como el modo en que lo hacemos. Procura comer masticando bien, sin prisas y sin distracciones. Aunque muchas personas pueden considerar esto último irrelevante, en realidad es fundamental, ya que existe una relación directa entre el intestino y el sistema nervioso. Para poder asimilar los alimentos correctamente es necesario que, al comer, mantengamos el sistema nervioso parasimpático activo, que es el que regula el aparato digestivo. Si, por el contrario, comemos con nervios o alterados, activaremos el sistema nervioso simpático, que bloquea el proceso digestivo, ya que su principal función es gestionar la respuesta de lucha o huida.

Recuerda que también «comes» por la vista, así que vale la pena dedicar un minuto a emplatar la comida de forma que te resulte apetecible. La mejor forma de apreciar y disfrutar de la comida es a través de los cinco sentidos. Haz de tus comidas un completo ritual.

ESTRÉS

No somos pocas las personas que llevamos un ritmo de vida frenético y hemos llegado a normalizar el estrés. Muchas veces no nos damos ni cuenta, pero el trabajo, el cuidado de la familia o dormir poco nos causa un gran estrés en el cuerpo. Esto, evidentemente, afecta a nuestra salud física y mental, pero además tiene un impacto directo en el estado de nuestra piel. A continuación te explico los posibles daños que puede sufrir la piel a causa del estrés y cómo puedes combatirlos.

Cuando mantenemos un estado de estrés de forma prolongada, ya sea emocional o por acumulación de cansancio (sobrecarga de trabajo, dormir pocas horas, un sueño de mala calidad, etc.), se contraen los vasos sanguíneos y empeora el flujo sanguíneo. Esto conlleva la bajada de temperatura de la piel y el mal funcionamiento de las células epidérmicas. Esta disfunción, debida a la baja temperatura, debilita la barrera natural de la piel, lo cual a su vez facilita la evaporación del agua de la epidermis, que es la capa más externa de la piel, y da lugar a una piel seca y áspera.

Al debilitarse la epidermis, también nos volvemos más sensibles a los agentes externos o medioambientales, como el polvo o el polen. Esto puede generar una inflamación interna que, además, provoca la destrucción del colágeno. Esta pérdida del colágeno, que es el que nos ayuda a mantener una piel tersa y elástica, está directamente ligada al envejecimiento de la piel.

Asimismo, dado que las células no funcionan correctamente, se ralentiza el ciclo de renovación celular, y eso da un aspecto más apagado y le resta luminosidad a la piel.

Cómo combatir los efectos del estrés

Aunque evitar el estrés puede ser una tarea complicada, tienes la posibilidad de diluir el que acumulas durante el día. En este sentido es importante que incorpores de forma consciente algunos hábitos que te ayuden en tu día a día a lograr ese fin. Existen tres sencillas claves que vale la pena recordar y que te ayudarán a prevenir los daños en la piel causados por el estrés. Verás que cuidando estos aspectos notarás una gran diferencia tanto en la salud de tu cuerpo y mente como en el bienestar de tu piel.

Tomar pequeños descansos con frecuencia

Realizar pequeños descansos a lo largo del día es algo bien sencillo que todos podemos hacer y que, sin embargo, muchos no contemplamos. Haz respiraciones profundas, mueve los hombros y estira el cuerpo ligeramente, da un pequeño paseo. Se trata de hábitos fáciles de incorporar a tu rutina que te ayudarán a despejarte y marcarán una gran diferencia.

Calentar el cuerpo y la piel

Calentar el cuerpo ayuda a minimizar el estrés: de ahí que los japoneses utilicen la bañera a diario para entrar en calor y relajarse. Si no tienes tiempo de tomar un baño o de darte una ducha caliente, el simple hecho de ingerir un plato o una bebida caliente como un té o una infusión también te puede servir.

Por otro lado, cuando realices tu rutina facial, acábala aplicando calor con la palma de las manos en el rostro. Esto mejorará la circulación sanguínea, además de ayudar a que se absorban mejor los productos que te hayas aplicado.

Tener un sueño reparador

El uso de dispositivos móviles o del ordenador antes de ir a dormir puede dificultar conciliar el sueño. Por el contrario, realizar ligeros estiramientos puede facilitar un buen descanso. Es importante que cuidemos nuestra rutina de antes de acostarnos para conseguir un sueño reparador y de calidad.

DESCANSO

Dormir profundamente es uno de los mejores secretos de belleza. Cuando dormimos, el cuerpo produce más colágeno y se liberan hormonas de crecimiento que nos ayudan a aumentar la masa muscular y a fortalecer la piel. En otras palabras, el sueño repara los daños en la piel y la rejuvenece. Además de ser fundamental para gozar de un buen estado físico y mental, tiene múltiples beneficios, entre los que cabe destacar los siguientes:

- Ayuda a perder peso.
- Mejora el estado de la piel, al favorecer la rápida regeneración celular.
- Ayuda a reducir la inflamación y la retención de líquidos.
- Disminuye el estrés y los cambios de humor.

Para poder sacarle el máximo partido a tus horas de sueño y que te sirvan como una pócima de rejuvenecimiento, es importante que sea un sueño reparador. Es decir, que puedas dormir ininterrumpidamente y levantarte con una sensación de descanso al día siguiente. Para ello es aconsejable que vayas preparando tu cuerpo para el descanso algunas horas antes de acostarte.

A continuación incluyo diez consejos para que consigas un sueño reparador. Si incorporas estos hábitos saludables, podrás acostumbrar a tu cuerpo a dormir de forma fácil y natural.

1. Cena ligero unas cuatro horas antes de acostarte

Dormir mientras trabaja el sistema digestivo puede dificultar que te relajes y entorpecer tu sueño. Evita las comidas copiosas y procura cenar pronto.

2. Evita la cafeína y los refrescos azucarados

Se recomienda dejar de tomar bebidas con cafeína o azucaradas a partir de las cinco de la tarde, ya que contienen sustancias estimulantes que dificultan conciliar el sueño.

3. Evita practicar ejercicio muy tarde

Aunque hacer ejercicio con regularidad ayuda a conciliar el sueño, no se recomienda realizarlo cuatro horas antes de ir a la cama. La actividad física eleva la frecuencia cardíaca y estimula los químicos del cerebro que evitan que sientas el sueño. Como alternativa, prueba a hacer estiramientos suaves que te ayuden a descontracturar el cuerpo.

4. Acostumbra al cuerpo a dormir y levantarse a la misma hora

Crea una rutina de sueño que te ayude a seguir tu reloj biológico. Lo ideal para el cuerpo sería dormir de siete a nueve horas, metiéndonos en la cama aproximadamente a las diez de la noche. No debemos luchar contra el adormecimiento que nos suele aparecer de forma natural sobre esa hora, ya que una vez pasemos este período, nuestro cuerpo se volverá a activar, y esto no nos permitirá tener un buen descanso.

5. Evita ver la televisión dos horas antes de ir a dormir

Evita sobre todo las películas de acción o de miedo que te pongan en estado de alerta. Tampoco se recomienda ver las noticias o leer el periódico por la noche, ya que solemos llevarnos a la cama las últimas cosas que hacemos o pensamos. Debemos intentar que nuestros últimos pensamientos antes de irnos a dormir sean tranquilos y positivos.

6. Crea un ambiente apacible en tu dormitorio

Recoge y despeja la habitación. A poder ser, guarda cualquier material de trabajo y los aparatos eléctricos para que no queden a la vista.

Baja la intensidad de las luces 1 hora antes de ir a dormir. Esto ayudará a que tu cuerpo empiece a producir melatonina, la hormona encargada de provocar la sensación de sueño.

También puedes hacer uso de la aromaterapia. Vierte algunas gotas esenciales de lavanda en un difusor o en un pañuelo de papel para dar un aroma relajante a tu dormitorio.

7. Apaga todos tus aparatos electrónicos como mínimo 1 hora antes de dormir

Si por algún motivo necesitas usarlos, baja la intensidad de la luz. Los estudios han demostrado que la luz que irradian los aparatos electrónicos es estimulante y reduce la calidad del sueño.

8. Prepara una infusión relajante alrededor de una hora antes de ir a dormir

Algunas de las hierbas más comunes que favorecen el sueño son la lavanda, la manzanilla o la valeriana. Eso sí, no añadas azúcar a la infusión, ya que esto entorpecerá el sueño.

9. Lee

La lectura es una buena herramienta para olvidar los problemas cotidianos y relajarte. Procura leer algo que te calme y te alegre.

10. Escribe

Antes de irte a dormir anota todo lo que se te pase por la cabeza en un papel o en una libreta (no hace falta que escribas un diario). Puede ser algo que te haya ocurrido o algo que no le hayas podido decir a alguien y que te hayas quedado con las ganas de decírselo.

Escribiendo puedes liberarte de las emociones, vaciar los pensamientos e incluso poner distancia frente a lo que percibes como un problema. Es una forma de ordenar tu cabeza, pasando tus pensamientos de un plano mental a uno físico. Si te vienen a la mente cosas pendientes por hacer, también es un buen momento para anotarlas en la agenda; así evitarás esforzarte durante la noche para recordar la tarea.

POSTURA CORPORAL

Tal como he introducido al principio del libro, nuestra postura corporal influye directamente en nuestra salud física y esto a su vez se ve reflejado en el aspecto del rostro y del cuello. Si bien ya hemos visto que las malas posturas afectan en especial al contorno de los ojos y al cuello, también es vital que gestionemos la exposición a los dispositivos y adquiramos hábitos que nos permitan aminorar los daños que estos nos pueden causar.

En este sentido es importante que al trabajar con el ordenador, tomemos pequeños descansos de unos cinco a diez minutos cada hora. Asimismo, si trabajamos con dispositivos electrónicos, debemos crear el hábito de descansar la vista mirando a un punto lejano de vez en cuando. Por otro lado, siempre que sea posible, podemos tratar de elevar el móvil o la tableta cuando estemos leyendo algo en ellos para no cargar peso en las cervicales.

Además, para combatir las contracturas en la zona del cuello y de los hombros, es ideal realizar estiramientos con frecuencia. A continuación te muestro tres ejercicios muy sencillos y eficaces que puedes practicar en cualquier momento del día.

| Ejercicio 1. Descontracturar el cuello |

Con este ejercicio estiramos la espalda y ayudamos a que trabaje mejor la zona de los omóplatos y la columna torácica. De este modo, cargamos menos el cuello.

Paso 1. Flexiona los codos y lleva los hombros hacia atrás, como si quisieras juntar los omóplatos.

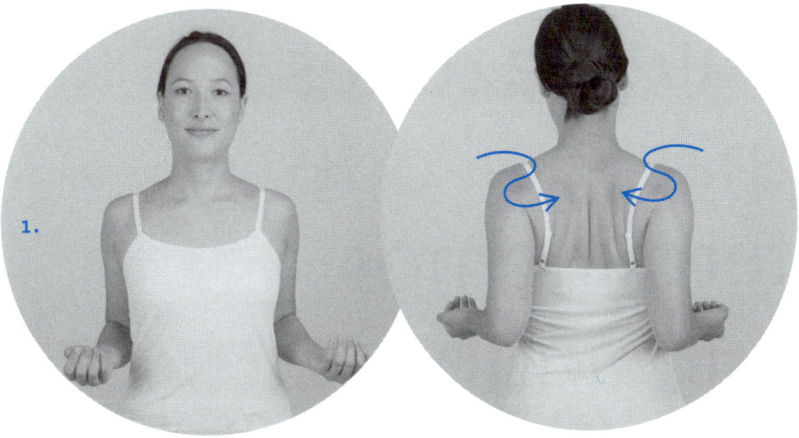

Paso 2. Lleva la palma de la mano hacia arriba y el antebrazo hacia atrás. Inclina la cabeza hacia la izquierda y hacia la derecha.

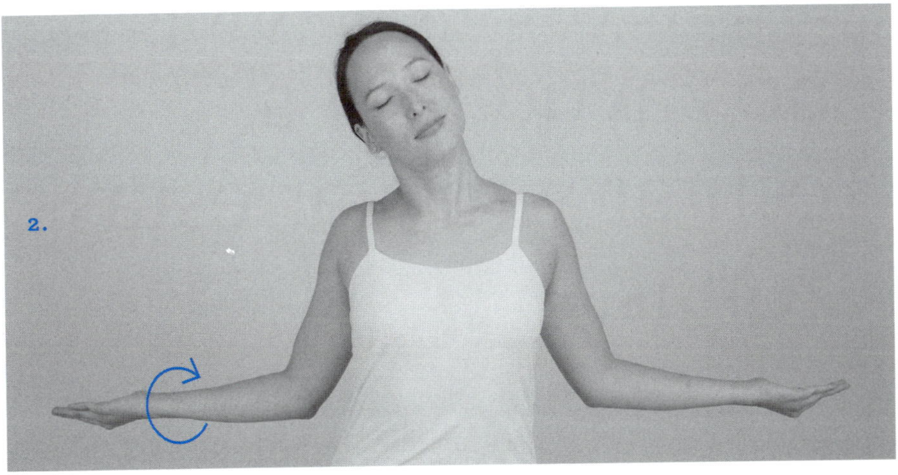

Si tenemos rígida la musculatura del pecho y del antebrazo, es más fácil que terminemos curvando la espalda. Por ello, los siguientes ejercicios nos ayudarán a estirar y relajar estas zonas.

| Ejercicio 2. Estiramiento del pectoral mayor |

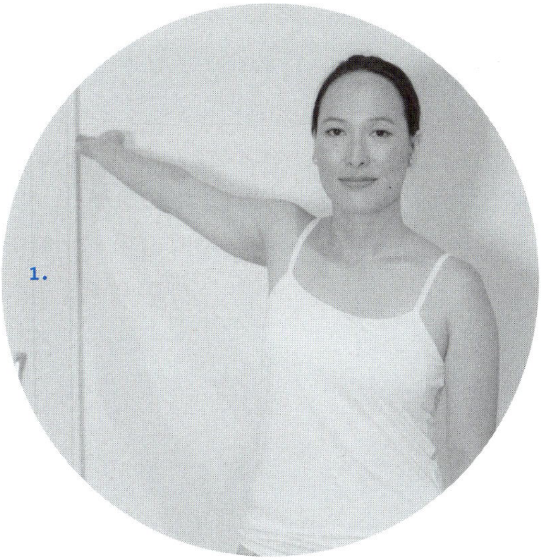

Paso 1. Con la palma de la mano hacia arriba, apoya el dedo meñique en el marco de una puerta o en la esquina de una pared. La mano debe quedar más o menos a la altura de tu oreja.

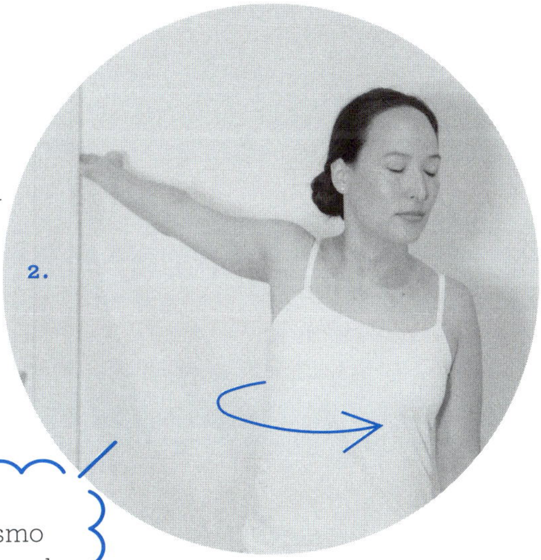

Paso 2. Con el codo extendido, gira el tronco hacia el lado opuesto y mantén la postura durante 10 segundos.

Haz el mismo ejercicio con el brazo contrario.

| Ejercicio 3. Estiramiento de los músculos de los antebrazos |

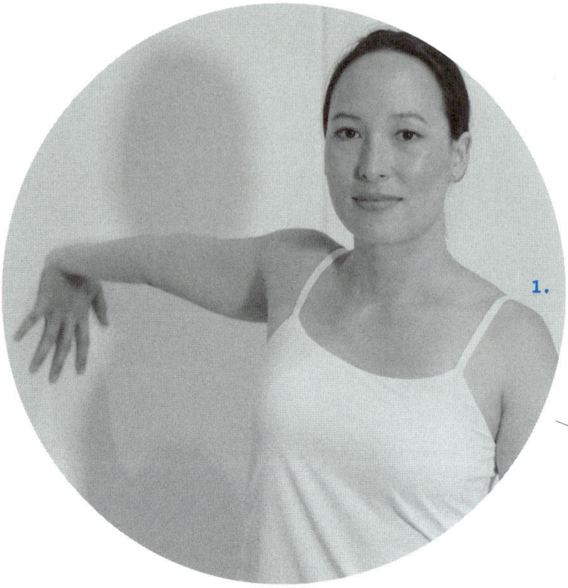

1.

Paso 1. Abre la palma de la mano y apóyala sobre una pared o sobre el marco de una puerta con la muñeca hacia arriba. Estira el codo.

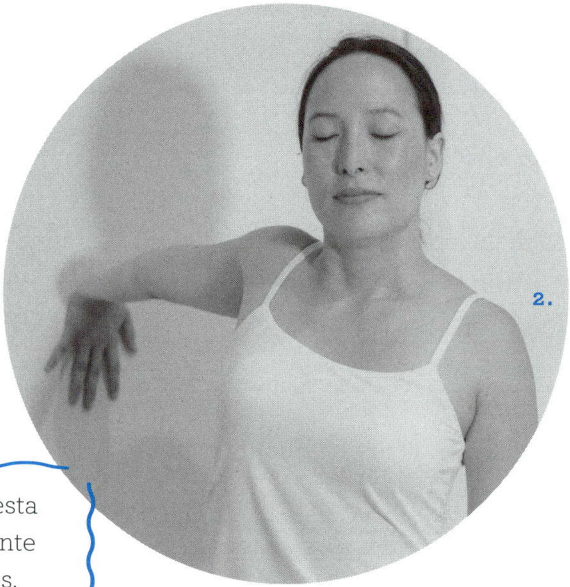

2.

Paso 2. Inspira y saca el pecho hacia fuera.

Quédate en esta postura durante 10 segundos.

Paso 3. Solo si ves que tienes margen de movimiento, lleva el tronco hacia fuera y mantén la postura durante 10 segundos.

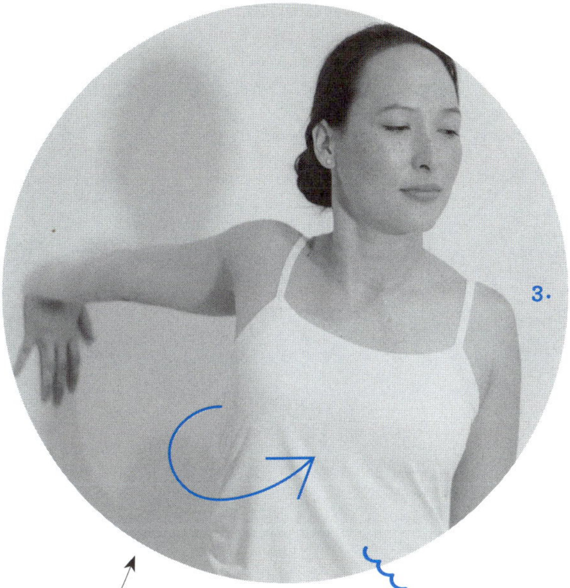

Repite toda la secuencia con la mano contraria.

Consejo

Si sientes el cuerpo muy contracturado, seguramente te costará hacer incluso el paso 1. No debes forzarte en ningún momento. Si lo practicas con frecuencia, irás ganando flexibilidad poco a poco.

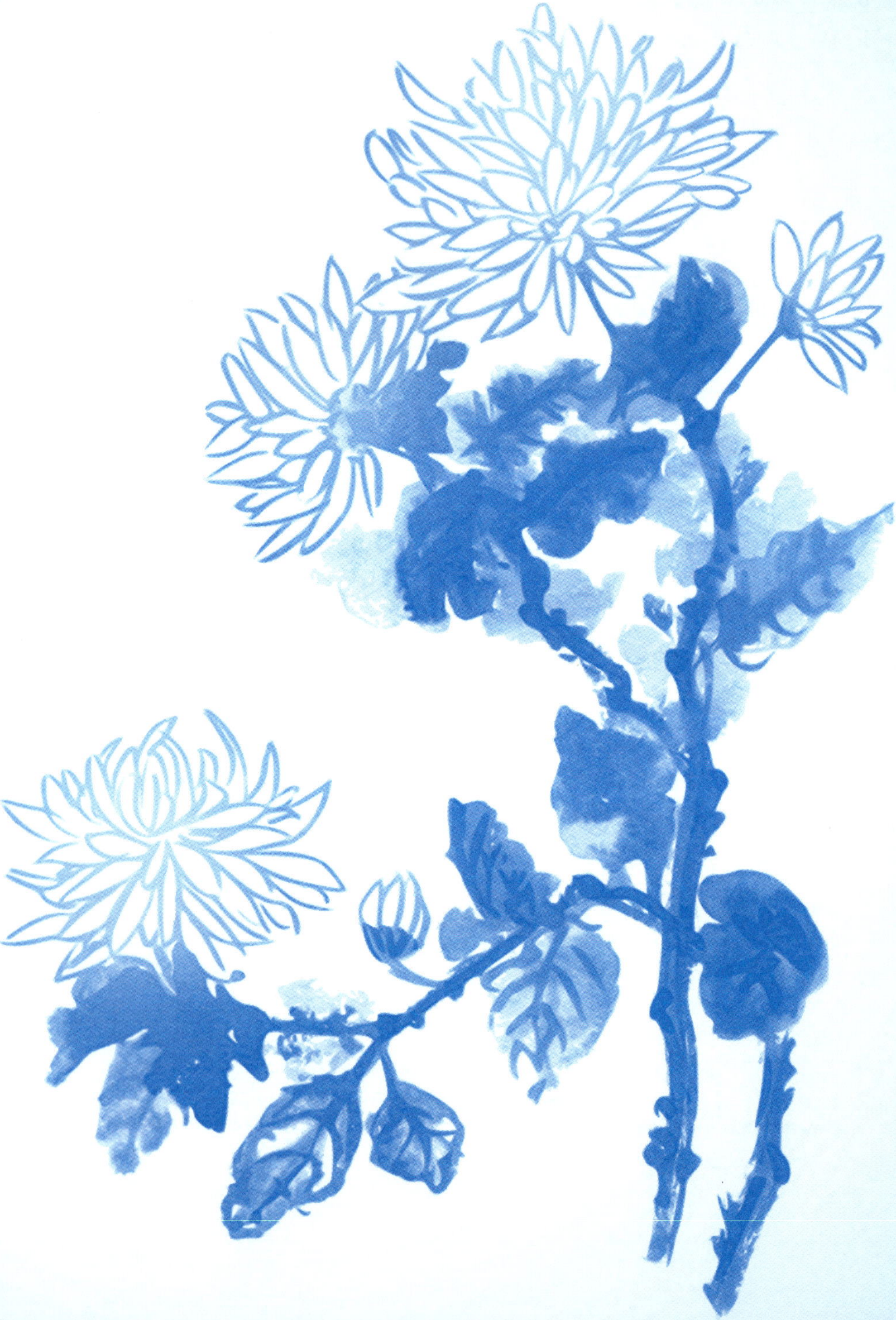

8/

EL ORDEN SAGRADO DE LA RUTINA FACIAL JAPONESA

Una buena rutina facial con su debido orden puede cambiar por completo el estado de tu piel.

Si bien los productos que te apliques deben ser de calidad y adecuarse a tu tipo de piel, es igual de importante el modo en el que los utilices. Dicho de otra forma, no tendrá la misma efectividad aplicar los productos con prisa y sin respetar un orden que dedicar un tiempo como si se tratase de un ritual.

Por otro lado, la constancia es fundamental, ya que utilizar una crema o seguir la rutina completa solo de vez en cuando no resultará tan efectivo. En este sentido, también cabe mencionar que es mejor adquirir productos que se adecúen a tu bolsillo y que puedas utilizar sin escatimar.

Estos son los productos básicos que no deberían faltar en tu rutina:

Desmaquillante *(noche)*. Utiliza un desmaquillante para retirar el maquillaje al final del día. Si te has pintado los ojos o los labios con maquillaje resistente al agua deberás utilizar productos específicos para ello.

Jabón facial *(mañana/noche)*. Limpia el rostro con un jabón que respete el pH de la piel. En Japón se recomienda generar bastante espuma y lavarse el rostro con ella. De este modo se limpian los poros de la piel en profundidad sin necesidad de frotar. Por otro lado, hay que aclarar bien el rostro para no dejar restos de jabón.

Tónico *(mañana/noche)*. Su función es hidratar la piel y protegerla de la sequedad, restablecer el pH del cutis y lubricar la capa córnea para que penetren mejor los productos que se apliquen a continuación. En Japón es un producto imprescindible que no puede faltar en la rutina.

Sérum *(mañana/noche)*. Se recomienda encarecidamente el uso del sérum por su alta concentración de ingredientes activos. Elige uno que se adecúe a las necesidades de tu piel (por ejemplo, un sérum para combatir las manchas, las arrugas o la sequedad).

Emulsión y crema *(mañana/noche)*. Las emulsiones y las cremas, además de prevenir la sequedad, ayudan a retener las propiedades del tónico y el sérum que nos hemos aplicado previamente. Su uso debe ajustarse a las condiciones y al estado de la piel.

Las emulsiones están constituidas por una fase acuosa y otra oleosa, por lo que son más frescas y ligeras que la crema. Si sientes tu piel grasa, puedes aplicarte solamente la emulsión, mientras que si la tienes seca, se recomienda también el uso de una crema.

En este paso es importante observar tu piel y elegir el producto que más te convenga. Esto puede incluso variar según la fase en la que estés de tu ciclo menstrual, ya que se produce un aumento en la producción del sebo unos días antes del período y mientras lo tienes. Si te aplicas productos con ingredientes oleosos cuando no lo necesitas, esto facilitará la aparición de acné.

Una rutina genérica que se recomienda en Japón es utilizar la emulsión por la mañana para pasar directamente al protector solar. Por la noche se aplica la emulsión y después la crema.

Crema de contorno de ojos *(mañana/noche).* En Japón, por norma general, se recomienda aplicar la crema del contorno de ojos después de la emulsión y antes de la crema por su densidad. Sin embargo, esto puede variar según la marca; por ello es importante seguir las instrucciones del producto.

Protector solar *(mañana).* Por la mañana no debes descuidar el uso del protector solar. Hay que aplicarlo antes del maquillaje. Esto te ayudará a prevenir manchas y pequeñas arrugas que pueda provocar el sol.

Mascarilla, el cuidado extra. En Japón, las mascarillas faciales son muy populares, seguramente por su poder hidratante de efecto inmediato. Por lo general, su uso se recomienda tras el tónico y justo antes de la emulsión, aunque algunas marcas recomiendan su uso en sustitución del tónico.

Consejo

A la hora de aplicar el sérum, la emulsión y la crema, calienta el producto un poco con la mano hasta que coja la temperatura corporal. De esta forma penetrará mejor en la piel.

A continuación encontrarás la rutina facial que se suele recomendar en Japón. Aunque puede haber pequeñas variaciones según cada profesional de la dermatología, en general se recomienda seguir los pasos que figuran a continuación. Mantener el orden ayudará a que tu piel absorba mejor los componentes de los productos.

Una forma fácil de recordar en qué orden hay que aplicar los productos es ir del más líquido al más espeso. Se puede decir que los productos más espesos son también aquellos con más componentes grasos.

RUTINA DE MAÑANA

Paso 1. Jabón facial para limpiar.

Paso 2. Tónico para hidratar.

Paso 3. Sérum para nutrir.

Paso 4. Emulsión para retener la humedad.

Paso 5. Protector solar para proteger de los rayos UVB y UVA.

El objetivo de la rutina matutina es eliminar la suciedad y el exceso de grasa que ha producido la piel durante la noche, así como protegernos frente a los diferentes estímulos externos del día.

RUTINA DE NOCHE

Paso 1. Desmaquillante para retirar el maquillaje.

Paso 2. Jabón facial para limpiar.

Paso 3. Tónico para hidratar.

Paso 4. Sérum para nutrir.

Paso 5. Emulsión para retener la humedad.

Paso 6. Crema para retener la humedad.

La rutina de noche se centra en retirar el maquillaje y limpiar la suciedad que se nos ha acumulado durante el día, así como en reparar los daños en la piel.

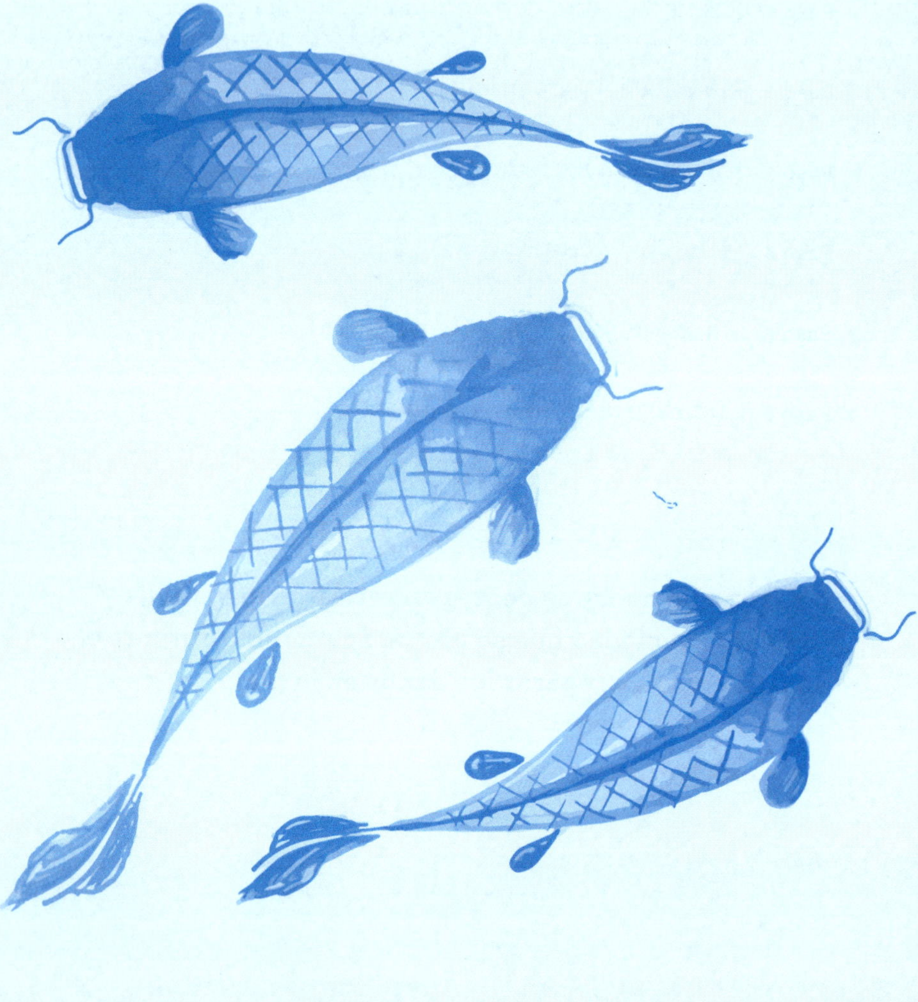

9/

EL ARTE DEL *WELL-AGING*

Mi deseo a la hora de compartir cada uno de los consejos de este libro es que te aporten más bienestar y te sirvan para darte amor propio. A menudo recurrimos a herramientas externas como cremas y sérums prometedores para compensar los efectos de nuestro estilo de vida. Sin embargo, desconocemos nuestro propio cuerpo.

Los músculos del rostro y del cuello han sido los grandes olvidados. El yoga facial nos permite recuperar la musculatura facial activamente, mejorando la salud tanto del rostro como del cuello de forma natural. Además, contribuye en gran medida a nuestro bienestar emocional, ya que el hecho de dedicarnos estos momentos nos ayuda a bajar revoluciones y a prestarnos atención. Es tan importante cuidarnos por dentro como por fuera.

Aunque adoro el mundo de la belleza, para mí es fundamental acercarse a él sin obsesionarse y desde la perspectiva del *well-aging*, con naturalidad y con salud. Yo lo definiría como la capacidad de envejecer con gracia. A diferencia del *antiaging* (antienvejecimiento), en el *well-aging* no se pretende hacer un esfuerzo para aparentar menos edad u ocultar tus años, sino que más bien te cuidas para verte y sentirte bien en tu propia piel. El yoga facial nos ayuda a mostrar la mejor versión de nosotros mismos, reconciliándonos con el paso natural del tiempo y sin intentar transformarnos en algo distinto a lo que somos.

El *well-aging* implica un cuidado no solamente físico, sino también mental. Como explicaba al inicio del libro, incluso eso tiene un efecto en nuestro rostro, ya que cuidar las emociones previene la aparición de aquellas arrugas que surgen cuando tenemos sentimientos negativos. Además, y me atrevo a decir que esto es aún más importante, el *well-aging* requiere amor propio. Y es que el amor propio es la clave para el bienestar. Cuando lo tenemos, no llegamos a obsesionarnos con nuestra apariencia física. Nos aceptamos y queremos en cada momento, tal como somos. Quizá incluso puedas llegar a ver cada arruga como una huella o muestra de sabiduría de la que te enorgulleces. Cuidarse es darse amor a uno mismo y respetarse, pero también es quererse con la cara bien arrugada.

Cuando nos sentimos bien por dentro, es inevitable que se refleje en el exterior. Mi consejo es que utilices los cuidados de belleza para darte amor propio y que conectes con un envejecimiento armonioso. Fluye con tu naturaleza, experimenta y goza intensamente cada momento.

AGRADECIMIENTOS

Quiero terminar expresando la gratitud que desborda mi corazón por haber tenido la oportunidad de escribir este libro, agradecer a cada una de las personas que me han acompañado durante este proceso y aquellas que forman parte de mi vida.

En primer lugar, gracias a cada profesional que se ha visto implicado en la confección de este libro sin el cual no hubiese sido posible su creación. Gracias a la editorial Diana y en especial a Rocío Carmona por confiar en mí y a Carolina Añaños por su apoyo absoluto, por poner tanta dedicación y amor en su trabajo.

Gracias a mis padres, Kumiko y Xavier, por siempre pensar en lo mejor para mí y brindarme una educación multicultural.

Gracias a mis tíos, Maite y Josep, por cuidarme como unos padres e influir en mi forma de ser.

Gracias a mis cuatro abuelos, Luisa, Xavier, Takeko y Saburo, por no dejar de creer en mí, por animarme a perseguir mis sueños dejando la presión a un lado.

Gracias a mis primos Júlia, Marta y Miquel por ser mis hermanos.

Enormes gracias a mi pareja Diego y a mi hermana Ayaka por ser mis confidentes, por apoyarme en cada proyecto y velar por mí en cada paso que doy.

DE ESTE LIBRO ME QUEDO CON...

Este libro se terminó de imprimir en los talleres
de Gómez Aparicio Grupo Gráfico en marzo de 2025.

El secreto japonés del yoga facial, en esta edición especial conmemorativa del quinto aniversario de Editorial Diana, ha sido posible gracias al trabajo de su autora, Izumi Forasté Onuma, así como de la correctora Eva Robledillo, el diseñador José Ruiz-Zarco, los fotógrafos Gonzalo Rielo y Mònica Prytz, la diseñadora Roser Orra, la directora editorial Marcela Serras, la editora ejecutiva Rocío Carmona, la editora Ana Marhuenda, y el equipo comercial, de comunicación y marketing de Diana.

En Diana hacemos libros que fomentan el autoconocimiento e inspiran a los lectores en su propósito de vida. Si esta lectura te ha gustado, te invitamos a que la recomiendes y que así, entre todos, contribuyamos a seguir expandiendo la conciencia.